삶의 통증은 참는 것이 아니라
'회복력'으로 버티는 것입니다
인생 후반전이 더 단단하고
건강하게 빛나가를 응원합니다.

나영무

나잇부이
통증회복력

나영무의

국가대표 재활 전문의가 공개하는 통증 없이 사는 법

통 증
회 복 력

나영무 지음

멀리깊이

차례

인생 후반전을 승리로 이끄는 통증회복력

인생이라는 길에서 마주하는 행복 가운데 하나는 '인연'이다. 좋은 인연은 삶을 윤기 나고 아름답게 하는 자양분이다. 또한 추억을 회상할 때마다 마음에 따스한 위안과 용기를 준다.

내가 재활의학을 선택하게 된 것도 인연에서 비롯되었다. 의사의 길을 걷게 된 것은 부모님의 영향이 컸다. 고등학교 2학년과 3학년 때 부모님을 하늘나라로 떠나보냈다. 두 분 모두 암으로 돌아가셨다. 고통스럽게 투병하시는 모습을 옆에서 지켜보는 것이 힘들었다. 무엇보다 아들로서 아무것도 해드릴 수 없다는 무력감에 너무나 괴로웠다.

이후 '인간의 고통'과 '건강한 삶'이라는 두 개의 화두가 내 머릿속을 떠나지 않았다. 특히 부모님이 겪었던 신체적 고통을 조금이나마 해결하고 싶은 욕구가 의대 진학으로 이끌었다.

연세대 본과 2학년 때 이일영 선생님의 강의를 듣게 됐다. 나에겐 정말 운명 같은 시간이었다(이 교수는 1969년 연세대 의대를 졸업하고 미국 뉴욕대에서 재활의학을 전공한 뒤 보스턴의 웨스트록스버리보훈병원에서 척수손상재활센터 과장으로 16년간 근무한 명의다). 그 강의에서 "재활의학은 우리 몸의 남아 있는 기능을 최대한 살려 정상적인 삶에 가까이 갈 수 있게 한다."라는 말을 들었을 때, 내 심장은 뜨겁게 뛰었다. 재활의학을 통해 환자의 통증에 더 가까이 다가갈 수 있다는 확신이 생겼고, 그 고통을 줄이기 위해 할 수 있는 일들도 많아질 것 같은 기대가 생겼다. 재활의학과의 인연은 그렇게 시작되었고, 스포츠 재활로까지 이어졌다.

1996년부터 2018년까지 축구 국가대표팀 주치의를 맡은 동안에는 국내외 많은 체육계 지도자와 인연을 맺으며 인생을 배웠다. 이들 가운데 가장 인상적인 인연은 거스 히딩크(Guus Hiddink) 감독이다.

그는 2002년 불가능을 현실로 만드는 기적을 연출했다. 마치 오케스트라 지휘자 같았던 그의 선율에 한반도는 환희와 감동으로 뜨거웠다. 그가 빚어낸 붉은 6월의 함성은 아직도 내 가슴에 온기로 남아 있다. 감독 부임 초 그는 유럽 축구 강국과 치른 평가전에서 잇따라 부진한 성적을 기록해 '오대영'이라는 별명이 붙는 수모를 겪었지만, 뚝심을 잃지 않고 팀을 완벽하게 조율하며 4강 신화를 이뤄냈다. 과연 그 비결은 무엇일까? 답을 찾기 위해 히딩크호

출범부터 한일월드컵 본선 무대까지 동고동락했던 1년 6개월의 시간을 차분하게 돌아봤다.

주치의로서 느낀 히딩크호의 4강 신화 원동력은 '강철 체력'과 '통증회복력' 강화로 요약할 수 있다. 히딩크는 감독으로 부임한 뒤 대한축구협회 관계자들에게 "한국이 4회 연속 월드컵에 나가서 단 1승도 거두지 못한 이유가 무엇이라고 생각하는가?"라고 물었다. 선수들의 기량 및 자신감 부족, 전술 능력 부족 등 여러 가지 답변을 듣던 히딩크는 "가장 큰 문제는 체력이다."라고 단호히 말했다. 그는 "한국 선수들은 후반 들어 체력이 급격히 떨어지고 집중력도 나빠져 쉽게 골을 허용한다. 또한 경기당 공격과 수비를 평균 180번을 반복하는 유럽 강호들과 달리 절반 수준의 느린 경기를 해왔다."라고 분석했다.

팀에 대한 정확한 진단을 마친 히딩크는 곧바로 파워프로그램을 가동시켰다. 목적은 '토탈 사커(선수 전원이 공격과 수비를 병행하는 기술)'에 부응하는 탄탄한 기초체력을 갖추는 것이었는데, 단순하게 뛰는 것이 아니라 실제 경기 상황에 맞는 움직임과 체력을 끌어올리는 데 중점을 뒀다.

매회 10분씩 진행된 5대 5 미니게임, 3분 미니게임, 2인 1조로 서로 당기기 등을 통해 점프력과 복근, 상체 근육을 키웠다. 또한, 악명 높았던 셔틀런(20미터 구간 왕복달리기)은 물론 야간 웨이트트레이닝 등 체력의 극한을 시험하는 혹독한 훈련으로 선수들을 몰아붙였다.

이처럼 강도 높은 체력 훈련은 2002년 1월 미국 골드컵 대회에서도 계속됐다. 녹초가 된 선수들은 대회 기간 내내 부진한 경기력을 보이며 비난을 받았지만, 히딩크 감독은 전혀 개의치 않았다. 그는 "필드 플레이어 열 명이 90분 동안 각각 200번의 압박을 가하면, 어떤 강팀도 쉽게 경기를 풀어내지 못할 것이다."라며 선수들을 독려했다.

　　그의 확고한 추진력 덕분에 선수들은 서서히 강철 같은 체력을 완성해 나갔다. 월드컵 본선 무대에서는 '경기를 지배한 뒤 (dominate) 끝장낸다(kill)'는 히딩크의 축구 철학을 완벽하게 구현해 냈다. 폴란드·미국·포르투갈과의 예선전에서는 지칠 줄 모르는 강한 체력으로 상대를 압도하며 경기를 지배했다. 이탈리아와의 16강전, 스페인과의 8강전 등 연장 승부까지 이어지는 혈투 속에서도 체력을 앞세워 주도권을 놓치지 않았다. 이전의 한국 축구와는 달리, 후반이 되면서 집중력이 떨어지기는커녕 오히려 더 강한 모습을 보이며 '역전 체력'의 진수를 발휘했다.

　　기초 체력 증진과 함께 히딩크가 특히 강조한 부분은 빠른 회복력이었다. 90분 동안 진행되는 축구 경기에서 선수들이 쉬지 않고 움직이는 시간은 약 60분이다. 이 60분 동안 선수들은 4~6초간 30미터를 전력 질주한 후 15~20초간 걷거나 가볍게 뛰는 동작을 반복한다. 따라서 빠른 회복을 통해 동일한 스피드를 여러 차례 유지할 수 있는 능력이 핵심이었다.

　　사실, 히딩크 부임 전까지 우리 선수들의 체력 훈련은 무조건 뛰는 유산소 운동에 집중되어 있었다. 그러나 셔틀런을 비롯한 무산소 운동 개념이 도입되면서 체력 훈련에 새로운 전환점이 마련됐다. 히딩크는 선수들에게 강도 높은 체력 훈련을 시켜 한계 상황까지 몰아넣은 뒤, 짧은 휴식을 주는 방식을 통해 빠른 시간 안에 정상 컨디션으로 회복하도록 집중 관리했다.

꾸준한 무산소 운동은 순발력을 향상시키고, 순간적인 동작으로 인한 피로의 회복 시간을 단축해 보다 강하고 효과적으로 힘을 발휘할 수 있도록 돕는다. 반면, 무산소 운동 능력이 부족하면 젖산이 빠르게 쌓여 쉽게 피로해진다. 특히 피로가 누적되면 집중력이 저하될 뿐만 아니라 통증을 유발하고, 심할 경우 부상으로까지 이어질 수 있다. 반대로 체력이 강하고 피로 회복력이 뛰어나면 통증 회복력도 함께 향상된다. 무엇보다 경기 중 통증에 덜 민감해지고, 더 높은 집중력을 유지할 수 있다.

히딩크호의 4강 신화는 근골격계 통증으로 어려움을 겪는 중년층에게도 중요한 시사점을 준다. 백세시대를 살아가는 우리에게 인생의 후반전, 나아가 연장전을 버텨낼 탄탄한 체력과 통증회복력은 필수적이기 때문이다.

통증 없이 활기찬 중년 이후의 삶을 꿈꾸는 모든 이들에게, 30년간 재활 전문의로서 쌓아온 경험과 노하우를 공유하고자 펜을 들었다. 몸이 건강해야 사랑도 행복도 지속될 수 있기에…….

2025년 4월, 솔병원 진료실에서 나영무

1장

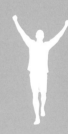

중년의
몸이 통증으로
무너지고 있다

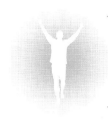

노화와 함께 찾아오는 것들

나이가 들수록 서럽다는 말이 있다. 중년이라면 누구나 공감할 것이다. 한 살씩 더해질 때마다, 몸은 망가지기만 하기 때문이다. 허리는 끊어질 듯 아프고, 무릎은 시큰거리며, 자고 일어나도 개운하지 않고 온몸이 뻐근하고 욱신거린다. 눈은 쉽게 피로해지고, 청력도 떨어지며, 밤잠을 설치다 보니 컨디션 저하에 시달리기도 한다. 이처럼 중년이 되면 어김없이 찾아오는 몸의 변화는 반갑지 않은 불청객과 같다. 이러한 변화는 뼈와 관절의 노화, 근육량 감소와 깊은 관련이 있다.

근육도 나이가 들면서 노화한다. 마흔 이후부터 근육량은 매년 1퍼센트씩 줄어들고, 근육의 질도 점차 나빠진다. 이는 근육을 생성하는 호르몬 분비가 감소하고, 신체 활동량이 줄어들기 때문이다.

그 결과 근육의 수축력이 떨어지고, 섬유화가 진행되면서 점점 뻣뻣해진다.

　나쁜 근육이 늘어나고 좋은 근육이 줄어들면 근력이 약해지고, 이는 결국 체력 감소로 이어진다. 체력이 떨어지면 몸 여기저기가 아프기 시작한다. 피로감을 쉽게 느끼고, 신체가 약해져 통증을 유발하기 때문이다. 이러한 근골격계 변화 외에도 피부 두께가 얇아지고 탄력이 감소하는데, 이는 피부를 젊게 유지하는 데 중요한 역할을 하는 에스트로겐 분비가 줄어들기 때문이다. 또한, 한두 잔의 술에도 금방 취하고, 숙취에서 회복하는 데 걸리는 시간도 예전보다 훨씬 길어진다. 이는 신체의 알코올 해독 및 처리 능력이 저하되었기 때문이다.

　중년의 상징처럼 여겨지는 주름살과 뱃살도 점점 늘어난다. 뱃살이 증가하는 원인은 단순히 활동량 부족 때문만이 아니다. 기초대사량 감소와 호르몬 분비 저하로 인해 적게 먹어도 살이 쉽게 찌는 체질로 변하기 때문이다. 팔다리는 가늘어지지만, 배만 불룩하게 나오는 복부비만이 위험한 이유는 내장 지방이 증가하면서 심각한 건강 문제를 유발할 수 있기 때문이다. 복부비만은 허리둘레가 남성 90센티미터(36인치), 여성 85센티미터(34인치) 이상일 때 해당한다. 체중 증가와 복부비만은 고혈압, 심뇌혈관 질환 등 다양한 성인병의 발병 위험을 높이는 주요 요인이다. 또한, 면역력 저하뿐만 아니라 인지 기능과 균형 감각에도 악영향을 미친다.

결국, 건강한 중년을 보내기 위해서는 근력 유지와 체지방 관리가 필수적이다. 노화로 인한 변화는 피할 수 없지만, 적절한 운동과 생활 습관 개선을 통해 속도를 늦추고 건강한 삶을 유지할 수 있다.

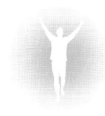

건강하려다 골병드는
잘못된 운동법

통증을 견디며
운동하는 사람들

사례 1. "괜찮겠지"라는 방심이 부른 최악의 결과

유통업에 종사하는 50대 중반의 김모 씨는 어깨 통증을 호소하며 병원을 찾았다.

"팔을 올릴 때마다 아픕니다. 양쪽 어깨를 돌리면 '우두둑' 소리와 함께 통증이 느껴지고요. 세수나 머리를 빗는 것도 힘들어 일상생활에 큰 지장을 받습니다. 특히 밤이 되면 통증이 더 심해져 잠을 이루기 어렵습니다."

언제부터 통증이 시작되었는지 묻자, 김 씨는 10여 년 전부터 어깨에 불편함을 느꼈지만 '별일 아니겠지.' 하는 마음으로 대수롭지 않게 여겼다고 말했다. 그는 20대 후반부터 테니스를 즐겼고, 30대 후반부터는 골프에 빠져 지냈다.

정밀 검사를 실시한 결과, 김 씨의 어깨 상태는 심각한 수준이었다. 왼쪽 어깨의 회전근개는 두 군데가 1센티미터가량 찢어져 있었고, 오른쪽 어깨의 회전근개는 완전히 끊어져 말려들어 간 상태였다. 왼쪽 어깨는 물리치료와 주사 치료 등 재활 치료로 호전이 가능했지만, 오른쪽 어깨는 끊어진 힘줄을 실로 꿰매는 회전근개 봉합술이 불가피했다.

오랜 시간 동안 통증을 방치한 결과, 어깨 관절의 움직임이 점점 제한되었고, 이는 회전근개의 손상까지 악화시켜 김 씨는 결국 수술을 피할 수 없었다.

사례 2. 무리한 복귀가 부른 치명적 부상

40대 후반의 조모 씨는 열성적인 조기 축구 회원이었다. 그야말로 '축생축사(축구를 위해 태어나고 축구를 위해 사는 삶)'를 실천하는 사람이었다.

그는 무릎 통증을 호소하며 병원을 찾았고, 검사 결과 반월연골판 손상이 발견되었다. 치료 계획을 설명한 뒤, 충분한 휴식을 취할 것을 권하며 "당분간 축구는 쉬어야 합니다."라고 당부했다.

그러나 조 씨는 단 5일 정도만 휴식을 취한 후, 몸이 근질거리고 무릎 통증도 견딜 만해지자 다시 그라운드로 향했다. 하지만 무리한 복귀는 치명적인 결과를 초래했다.

경기 도중 볼을 향해 달리던 그는 갑자기 무릎에서 '뚝' 하는 소리가 나는 것을 들으며 그대로 주저앉고 말았다. 아직 완전히 회복되지 않은 연골판이 과도한 운동으로 인해 더 크게 찢어지는 2차 손상을 입은 것이다. 결국, 파열된 연골판이 관절 사이에 박히면서 그는 수술을 피할 수 없게 되었다.

이 두 사례는 통증을 무시하고 참다가 결국 더 큰 부상으로 이어진 대표적인 경우다. '괜찮겠지, 설마 별일 있겠어?' 이런 안일한 생각이 결국 최악의 상황을 불러왔다.

사실, 통증이 반복되면 사람은 점차 그 불편함에 적응하게 된다. 처음에는 견디기 힘들었던 통증도 시간이 지나면서 무뎌지고, 결국 그냥 참고 넘어가게 되는 것이다. 하지만 통증과 염증이 누적되면, 어느 순간 더 큰 부상으로 터지고 만다.

호미로 막을 수 있을 때 조치를 취해야 한다. 그렇지 않으면 가래로도 막지 못할 상황이 올 수 있다. 심지어 어떤 경우에는 불도저가 와도 해결할 수 없는 지경에 이를 수도 있다는 점을 반드시 유념해야 한다.

▶ 통증이 사흘 이상 지속되거나 근육이 갑자기 빠지는 경우

▶ 같은 부위에서 통증이 생겼다가 사라지는 일이 반복되는 경우

▶ 외상 없이 특정 부위에서 힘이 빠지는 경우

잘못된 운동이 질환을
더 키운다

사례 1. 허리에 독이 된 신전 운동

50대 초반의 이모 씨는 평소 허리 건강이 좋지 않았다. 그는 척추관협착증과 척추전방전위증을 함께 앓고 있었다. 척추전방전위증은 위쪽 척추뼈가 아래쪽 척추뼈보다 앞쪽으로 밀려나가 신경을 손상시키는 질환이다.

어느 날, 이 씨는 극심한 통증과 다리 저림을 호소하며 진료실을 찾았다.

"유튜브에서 허리에 좋은 운동으로 소개된 신전 운동을 열심히 따라 했는데, 오히려 상태가 더 나빠졌어요. 운동을 하기 전에는 1킬로미터를 걸어도 문제가 없었는데, 운동 후에는 다리에 마비 증상이 느껴져 대여섯 번은 쉬어야만 했습니다."

신전 운동은 허리를 펴고 뒤로 젖히는 동작으로, 척추의 '굴곡'과 반대되는 개념이다. 척추기립근을 강화해 요추를 바로잡

아주는 역할을 하므로, 허리 디스크 탈출 환자에게는 효과적이다. 허리를 뒤로 젖히는 동작을 통해 밀려나온 디스크가 원래 자리로 돌아가도록 돕기 때문이다.(65페이지 그림 참조)

이 때문에 "허리 통증에는 신전 운동이 효과적이다."라는 공식이 자리 잡으며 널리 확산되었다. 하지만 이는 '하나만 알고 둘은 모르는' 위험한 생각이다. 이 씨처럼 척추전방전위증이나 척추관협착증 환자에게는 신전 운동이 매우 위험할 수 있다.

전방전위증 환자의 경우, 척추뼈가 어긋나면서 신경 통로가 좁아진 상태다. 이런 상황에서 과도한 신전 운동을 하면 신경 통로가 더욱 좁아지고, 신경이 압박되면서 다리 저림이나 마비 증상이 발생할 수 있다. 결국, 허리 상태를 더욱 악화시키는 결과를 초래하게 된다.

사례 2. 무리한 홈트가 불러온 십자인대 파열

40대 가정주부 박모 씨는 홈트레이닝을 즐기는 운동족이었다. 그는 주로 휴대폰 앱을 이용해 요가나 필라테스 동작을 연습했다. 그러던 중, 전문 강사의 영상을 보며 무리하게 동작을 따라 하다가 오른쪽 무릎이 비틀리는 바람에 십자인대 파열이라는 심각한 부상을 입었다.

여성은 남성에 비해 근력이 약하고, 관절면이 좁으며, 인대가 가늘어 십자인대 부상에 더 취약한 편이다. 이러한 신체적 특성상, 다리가 휘는 각도가 크고 무릎에 가해지는 부하가 커 부상 위험이 더욱 높아진다. 하지만 박 씨는 자신의 운동 능력과 신체 상태를 고려하지 않고 무리하게 따라 하다가 결국 큰 부상을 당하고 말았다.

운동은 두 얼굴을 지녔다. 누군가에게는 좋은 운동이 될 수 있지만, 또 다른 사람에게는 악영향을 끼칠 수도 있다. 따라서 운동을 할 때 '아플까 말까 하면서 시원한 느낌'이 든다면 계속해도 무방하지만, '그냥 아프다'는 느낌이 든다면 즉시 멈춰야 한다. 이는 이 운동이 나에게 맞지 않는다고 몸이 보내는 신호이기 때문이다. 무엇보다 운동을 시작하기 전에 전문의와 상담하여 뼈와 관절 상태를 점검한 후, 자신의 몸에 맞는 운동을 선택하는 것이 가장 현명하다.

자신에게 맞는 운동은 '보약'이 되지만, 몸 상태에 맞지 않는 운동은 '독약'이 될 수 있음을 반드시 기억해야 한다.

체력이 너무 좋아도 병이 된다 ●〰〰〰〰〰〰〰〰

사례 1. 믿었던 체력, 결국 디스크 파열로 이어지다

40대 초반의 박모 씨는 체육관을 운영하는 트레이너였다. 20대 중반부터 헬스 트레이너로 활동하며 건강에 누구보다 자신이 있었다. 한때 스쿼트, 데드리프트, 벤치프레스 등 3대 운동 합계 500킬로그램을 거뜬히 들어 올릴 정도로 강한 체력을 자랑했다.

자신의 체력에 대한 확신이 컸던 그는, 허리 통증이 있어도 운동을 멈추지 않았다. 일상생활을 유지하며 꾸준히 운동을 이어가던 어느 날, 잠에서 깨어나려는 순간 몸이 말을 듣지 않는 것을 느꼈다. 허리에 극심한 통증이 몰려왔고, 다리까지 '찌릿찌릿' 저려와 움직일 수조차 없었다.

결국 앰뷸런스를 타고 병원에 실려 갔고 검사 결과, 허리 디스크 4~5번 사이가 파열돼 신경을 압박하고 있었다. 디스크가 터진 줄도 모르고 방치한 탓에, 결국 다리 마비 증상까지 나타났고, 그는 급히 시술을 받아야만 했다.

사례 2. 부지런한 생활 속 어깨 부상

50대 초반의 하모 씨는 여성 생활체육 강사로 활동하고 있었다. 그는 매사에 적극적이고 부지런한 성격으로, 집안일까지도 완벽하게 해내야 직성이 풀리는 스타일이었다.

게다가 체력도 좋아 무거운 짐을 척척 옮겼고, 주말이면 텃밭에서 농사를 짓는 즐거움을 만끽하며 바쁘게 생활했다. 하지만 그렇게 활기차던 일상은 예상치 못한 순간에 멈추고 말았다.

어깨 통증으로 병원을 찾은 그는 회전근개 힘줄이 파열되었다는 진단을 받았다. 과도한 사용으로 인해 힘줄에 염증이 생겼고, 결국 닳고 닳아 찢어진 것이다.

40대 중반의 김모 씨는 운동 마니아였다. 그는 야구와 배드민턴 동호회에서 활발히 활동했으며, 3년 전부터 '몸짱'을 목표로 헬스클럽에 등록해 꾸준히 운동해 왔다.

특히 그는 가슴 근육을 키우는 대표적인 운동인 벤치프레스에 몰입했다. 대흉근, 삼각근, 이두박근, 삼두박근을 발달시켜 매력적인 상체를 만들겠다는 기대 때문이었다.

그러던 어느 날, 김 씨는 극심한 어깨 통증을 호소하며 병원을 찾았다.

"어깨를 도려내고 싶을 만큼 아픕니다."

문진과 정밀검사 결과, 몇 가지 문제가 발견되었다. 가슴과 어깨 근육은 잘 발달되어 있었지만, 자세가 구부정했다. 또한, 운동 습관에도 문제가 있었다. 그는 근육을 충분히 풀어주지 않은 채 곧바로 벤치프레스를 진행했다.

어깨의 중심을 잡아주는 회전근은 팔뼈를 날개뼈에 밀착시켜 안정성을 유지하는 역할을 한다. 하지만 김 씨는 가슴과 팔 근육 강화에만 집중한 나머지 회전근이 약해졌고, 결국 근육 불균형이 발생했다. 그 결과, 팔을 올릴 때 회전근이 뼈에 부딪혀 손상되었고, 강해진 이두박근이 어깨 관절순 연골을 잡아당기면서 관절순이 찢어지는 부상을 당했다.

운동은 균형이 핵심이다. 특정 근육을 강화하는 것도 중요하지만, 이를 지지하는 기초 근육과 유연성을 함께 길러야 부상을 예방할 수 있다.

위 사례들은 모두 자신의 체력을 과신해 운동을 무리하게 하다가 부상을 입은 경우다. 아마도 '내가 왕년에는…' 하는 생각이 컸기 때문일 것이다.

하지만 중년이 되면 '마음'은 여전히 젊어도 '몸'은 세월의 흔적을 피할 수 없다. 과거와 같은 체력을 유지하고 있다고 믿는 것은 오히려 부상의 지름길이 될 수 있다. 또한, 운동을 할 때는 '균형'을 우선시해야 한다. 특정 부위의 근육만 발달시키는 것이 아니라 몸 전체를 고르게 단련하는 것이 부상을 예방하는 길이다. 인기 프로그램 <흑백요리사>에서 등장한 유행어 "이븐한 익힘"처럼, 근육도 균형 있게 발달시켜야 탈이 나지 않는 법이다.

사소한 습관이
몸을 무너뜨린다

사례 1. 무심코 한 재채기가 허리를 망칠 수도 있다

40대 회사원 유모 씨는 허리 통증을 호소하며 진료실을 찾았다. 그의 증상을 듣고 나는 물었다.

"혹시 운동을 과하게 했거나, 무거운 물건을 들다가 허리를 삐끗한 적이 있나요?"

그러나 유 씨는 고개를 저으며 답했다.

"아닙니다. 그냥 코가 간질거려 시원하게 재채기를 한 후 갑자기 허리 쪽이 뜨끔하면서 찌릿했습니다."

MRI 검사 결과, 디스크가 터져 신경을 누르고 있었다. 무심코 했던 재채기 한 번이 허리를 망가뜨린 것이다.

기침과 재채기를 하면 복압이 순간적으로 상승하면서 척추에 강한 압박이 가해진다. 또한, 몸이 빠르게 앞뒤로 흔들리면서 허리 주변 근육이 급격히 수축하고, 인대가 긴장하면서 디스크 상태를 악화시킬 수 있다.

기침과 재채기는 자연스러운 인체 반응이므로 참을 수는 없지만, 올바른 자세와 요령을 익히면 허리에 가해지는 충격을 완화할 수 있다.

재채기로 인한 허리 충격을 줄이는 요령

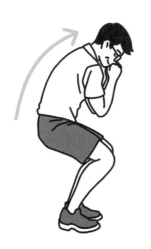

기침이나 재채기가 나올 때, 의식적으로 고개를 돌려 한숨을 쉬듯 힘을 빼서 내뱉는다.
몸을 약간 앞으로 움츠리고, 무릎을 살짝 구부려 반동을 줄인다.

50대 여성 김모 씨는 대형마트에서 근무하고 있었다. 어느 날, 퇴근 후 침대에 누워 휴식을 취하던 중 초인종 소리에 반사적으로 벌떡 일어났다. 그 순간, 허리 쪽에서 둔탁한 느낌이 전해졌다.

다음 날, 처음에는 가벼운 통증이었지만 시간이 지날수록 점점 심해졌고, 결국 걷기도 힘든 지경에 이르렀다. 검사 결과, 디스크가 찢어진 상태였다.

김 씨는 오랜 시간 서서 일하는 탓에 척추가 경직되어 있었고, 운동 부족으로 유연성도 떨어져 있었다. 이런 상황에서 갑작스럽게 일어나는 동작이 디스크 주변에 강한 압박을 가해 손상을 초래한 것이다. 이런 부상을 방지하려면, 정면으로 벌떡 일어나기보다 옆으로 돌아누운 후, 상체를 팔로 밀며 천천히 일어나는 것이 바람직하다.

작은 습관의 변화만으로도 허리에 가해지는 부담을 줄이고, 부상 위험을 크게 낮출 수 있다.

위 사례들은 일상에서 무심코 하는 작은 습관들이 허리 건강을 망칠 수 있다는 점을 보여준다. 특히 중년 여성의 경우, 무거운 물건이나 장바구니를 들 때 더욱 주의해야 한다.

무거운 물건을 한쪽 어깨에만 걸치거나 한 손으로 들면, 무게를 감당하는 쪽 어깨가 올라가고, 반대편 허리 근육이 긴장하면서 인대 손상이나 염좌를 유발할 수 있다. 이러한 습관이 반복되면 허리 통증으로 이어질 가능성이 크다.(55쪽 참고)

또한, 엎드려 자는 습관도 허리에 좋지 않다. 척추 정렬이 흐트러져 자연스러운 S자 곡선이 사라지면서 허리에 부담을 주기 때문이다. 이로 인해 허리 통증이 발생할 수 있으므로 가급적 바른 자세로 수면을 취하는 것이 중요하다.(115쪽 참고)

사소한 습관은 우리 몸을 지키기도 하지만, 방심하면 건강을 해치는 원인이 될 수도 있다. 올바른 자세와 생활 습관을 익혀, 작은 행동이 허리에 미치는 영향을 최소화하는 것이 중요하다.

과도한 욕심이 몸을 망가뜨린다 ●∼∼∼∼∼∼∼∼

사례 1. 비거리에 대한 집착이 부른 갈비뼈 골절

50대 초반의 하모 씨는 승부욕이 강한 주말 골퍼였다. 특히 비거리에 대한 욕심이 많아, 스코어는 지더라도 거리만큼은 질 수 없다는 경쟁심이 강했다.

그는 연습장은 물론 필드에서도 비거리를 늘리기 위해 힘이 잔뜩 들어간 스윙을 반복했다. 그러나 과한 힘이 가해지면서 근육이 갈비뼈를 계속 잡아당겼고, 결국 갈비뼈 골절이라는 부상을 입고 운동을 쉬어야만 했다.

사례 2. 과한 스윙과 원정 골프가 부른 무릎 연골 파열

40대 후반의 심모 씨는 골프의 매력에 푹 빠진 여성 아마추어 골퍼였다. 그는 매일 연습장에 출근 도장을 찍고, 일주일에 두 번씩 라운드를 즐겼다. 여기에 그치지 않고, 태국과 필리핀 등지로 4박 5일 원정 골프를 떠나 하루 36홀을 소화하기도 했다. 그러던 어느 날, 왼쪽 무릎 통증을 호소하며 병원을 찾은 그는 왼쪽 무릎 연골 파열 진단을 받았다.

골반의 유연성이 떨어진 상태에서 강한 스윙을 반복하면 무릎에 과부하가 걸릴 수밖에 없다. 이미 연골 건강에 빨간불이 켜진 상태에서 강한 회전력이 가해지면서, 결국 연골판이 찢어지고 만 것이다.

사례 3. 멈출 줄 몰랐던 마라톤 마니아, 결국 수술대에 오르다

40대 후반의 한모 씨는 달리기에서 존재의 이유를 찾는 마라톤 마니아였다. 평소 무릎에 통증이 있었지만, 뛰는 순간만큼은 아프지 않고 몸이 가벼워지는 느낌이 들어 달리기를 멈추지 않았다. 그러나 통증을 무시한 대가는 혹독했다.

어느 날, 무릎이 붓고 극심한 통증이 밀려와 병원을 찾았고, 검사 결과 무릎 관절연골이 크게 마모되어 일부가 떨어져 나간 상태였다. 결국 수술을 받아야 했고, 좋아하던 운동도 한동안 중단할 수밖에 없었다.

40대 초반의 최모 씨는 주말에만 운동을 몰아서 하는 스타일이었다. 테니스, 탁구, 스포츠클라이밍, 풋살 등 다양한 종목을 즐겼으며, 어떤 날은 3~4시간씩 강도 높은 운동을 지속하기도 했다. 그는 땀을 흘려야 제대로 운동한 기분이 든다며 적정 수위를 넘기는 운동을 계속했다.

어느 날, 두 시간 넘게 풋살 세 경기를 소화했지만 운동량이 부족하다고 느껴 한 경기를 더 뛰었다. 드리블 중 방향을 전환하는 순간, 허벅지 뒤쪽에서 '퍽' 하는 소리와 함께 날카로운 통증이 느껴졌다.

결과적으로 과부하와 피로 누적으로 인해 햄스트링이 파열되었고, 그는 4개월 넘게 운동을 쉬어야만 했다.

통증을 무시하는 것도 문제지만, 운동에 대한 과도한 욕심 또한 큰 문제다. 특히, 지나친 운동 욕심은 반드시 경계해야 한다. 본인도 모르는 사이 몸을 망가뜨릴 수 있기 때문이다.

운동을 하면 행복한 쾌감에 중독되기 쉽다. 이는 운동 중 베타 엔도르핀이 분비되기 때문인데, 이 물질은 강력한 진통 효과를 지녀 운동 중 통증을 느끼지 못하게 만든다. 결국, 몸이 망가지고 있음에도 불구하고 계속 운동을 하게 되고, 부상이 누적되면서 돌이킬 수 없는 질환으로 발전할 위험이 커진다.

운동은 '적당히'가 핵심이다. 몸을 망가뜨릴 정도로 무리하기보다, 자신의 신체 상태를 고려한 건강한 운동 습관을 유지하는 것이 필수적이다.

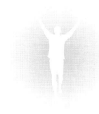

뼈가 부실하면
통증도 쉽게 온다

근육과 뼈는 우리 몸의 기능을 유지하는 핵심 요소다. 특히, 중년 이후 삶의 질을 좌우하는 중요한 바로미터이기도 하다. 근육과 뼈가 약해지면 신체 활동이 줄어들고, 골절 위험이 높아져 건강 수명을 크게 위협할 수 있다.

근육과 뼈는 구성 성분과 구조가 전혀 다르지만, 서로 긴밀하게 연결되어 있다. 근육량이 줄어드는 근감소증과 뼈의 밀도가 감소하는 골다공증은 함께 진행될 가능성이 크다. 근육을 키우면 뼈도 튼튼해지지만, 반대로 근육량이 감소하면 뼈 손상 위험도 커지고, 골절 위험 또한 증가한다.

특히 골다공증으로 인한 골절은 심각한 후유증을 초래할 수 있다. 단순한 골절이라 생각할 수 있지만, 고관절 골절의 경우 사망률이 20퍼센트에 이를 만큼 치명적이다.

근감소증과 골다공증의 가장 큰 공통점은 소리 없이 진행된다는 점이다. 어느 순간 갑작스러운 통증이나 부상으로 일상을 무너뜨릴 수 있기 때문에, 두 질환은 '침묵의 암살자'라 불린다.

뚜렷한 치료제가 없어
더 관리해야 하는 근감소증

사례 1. 원인 모를 피로와 통증, 알고 보니 근감소증

50대 후반의 강모 씨는 정년을 앞둔 회사원이다. 그는 조금만 움직여도 쉽게 피로해지고, 무기력함을 느끼며, 밤에도 숙면을 취하지 못한다고 호소했다.

또한, 목 뒷부분이 항상 뭉쳐 있었고, 체력이 바닥난 듯 어깨와 허리에 수시로 통증이 나타났다. 그러나 근골격계 검사를 진행해도 특별한 이상이 발견되지 않았다.

생활 패턴과 통증 주기를 분석하던 중, 그의 신체 조건을 살펴보았다. 키는 178센티미터였지만 체중이 51킬로그램에 불과했다. 혹시나 하는 마음에 근감소증 검사를 진행했다. 근감소증 여부는 체성분 분석을 통해 팔과 다리의 근육량을 측정한 후, 이를 모두 더한 값(kg)을 키(m)의 제곱으로 나눈 값으로 판단한다. 남성의 경우 $7.0kg/m^2$, 여성의 경우 $5.4kg/m^2$ 이하이면 근

나영무의 통증회복력

감소증으로 판단한다. 검사 결과, 그의 근육량 수치는 5.5kg/m² 로 남성 기준(7.0)보다 훨씬 낮아 근감소증이 확진되었다. 즉, 그를 괴롭히던 통증과 무기력증의 원인은 다름 아닌 근육 소실 이었다.

근육은 우리가 살아가는 모든 행위와 직결된다. 먹고, 말하고, 걷는 것부터 집안일, 육체 노동, 스포츠 활동에 이르기까지, 근육이 없다면 정상적인 생활이 불가능하다. 그러나 노화, 질병, 영양 부족 등의 요인으로 근육량이 줄어들면, 근육의 기능과 근력이 함께 저하되며 신체 전반에 부정적인 영향을 미친다.

근육은 힘을 생성하여 동작을 가능하게 하고, 혈액순환을 촉진하며, 에너지를 저장하는 창고 역할을 한다. 또한, 근육이 강하면 관절에 가해지는 부담이 줄어들어 부상 위험이 감소하며, 몸의 균형을 잡아 낙상과 골절을 예방한다. 반면 근육이 부족한 부위는 지방으로 대체되면서 비만, 성인병, 심혈관 질환 위험이 증가한다.

뼈와 관절을 지탱하는 힘이 약해지면 골다공증과 골절 위험이 커지고, 몸속 주요 장기를 보호하는 기능이 감소하면 사망 위험 또한 증가할 수 있다. 이런 이유로 세계보건기구(WHO)는 2017년 '근감소증(사코페니아)'을 정식 질병으로 등록했으며, 우리나라도 2021년에 정식 질병으로 인정했다.

근감소증이 진행되면 체중이 갑자기 줄어들고, 피로감과 무기력함이 증가하며, 팔다리가 가늘어지고 힘이 떨어진다. 이러한 증상이 나타난다면 병원을 방문해 근감소증 검사를 받아 보는 것이 좋다. 조기에 발견하고 관리하면 근육 손실을 늦추고, 건강한 생활을 유지하는 데 큰 도움이 될 수 있다.

집에서도 간단한 테스트로 근감소증 여부를 확인할 수 있다.

첫 번째 방법은 '핑거링 테스트'로, 양손의 검지와 엄지를 사용해 링 모양을 만든 후, 종아리의 가장 굵은 부분을 감싸보는 것이다. 링 둘레와 종아리 굵기가 같거나 남으면 근감소증을 의심해야 한다.

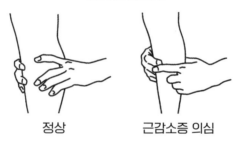

핑거링 테스트

정상   근감소증 의심

두 번째 방법은 악력기 측정이다. 보통 남성은 40킬로그램, 여성은 30킬로그램 이상의 악력을 유지해야 양호한 상태로 평가되며, 남성 28킬로그램, 여성 18킬로그램 미만이면 근감소증을 의심할 수 있다.

세 번째 방법은 '의자에서 일어나기 테스트'다. 15초 안에 5회 이상 앉았다가 일어나는 동작을 성공하지 못하면 근감소증일 가능성이 높다.

현재 근감소증에 대한 뚜렷한 치료제가 없기에 예방과 관리가 중요하다. 꾸준한 근력운동은 물론 충분한 수분 섭취를 비롯해 단백질, 비타민D 등 영양 섭취에 신경을 써야 한다.

한 번 약해지면
되돌릴 수 없는 골다공증

사례 1. 작은 충격에도 부러지는 뼈

50대 가정주부 신모 씨는 주말마다 남편과 함께 등산을 즐겼다. 그러던 어느 날, 하산 길에 미끄러져 엉덩방아를 찧었는데, 처음에는 별다른 이상이 없어 보였다. 그러나 며칠 후, 허리가 끊어질 듯한 극심한 통증이 밀려와 병원을 찾았고, 정밀 검사 결과 요추 1번 골절이 확인되었다.

사례 2. 사내 체육대회에서의 사고

50대 초반의 영업직 조모 씨는 사내 체육대회에서 족구에 참가했다. 볼을 넘기려다 중심을 잃고 넘어지는 순간, 대퇴부 쪽에서 '뚝' 하는 소리와 함께 골절상을 입었다. 조 씨는 30년 가까이 담배를 피웠고, 일주일에 사흘 정도 술자리를 가지는 생활을 지속해 왔다. 이러한 생활 습관이 뼈의 강도를 약화시켜 골절 위험을 높인 것이다.

두 사례 모두 골다공증이 직접적인 원인이었다. 골다공증은 뼈에 구멍이 뚫리는 듯한 현상이 발생하는 질환으로, 골절로 이어질 가능성이 높아 더욱 위험하다. 특히 척추, 고관절, 손목 부위에서 주로 발생하며, 신체 기능을 저하시켜 삶의 질을 급격히 떨어뜨릴 수 있다.

대한골대사학회의 '골다공증 팩트시트 2023'에 따르면, 국내 골다공증 골절 환자는 2002년 9만 7,380명이었으나, 2022년에는 43만 4,470명으로 무려 네 배 이상 증가했다.

골다공증은 골밀도 검사를 통해 T-점수(T-scores)로 판단한다. 골밀도 검사는 뼈에 포함된 칼슘과 무기질 양을 방사선으로 측정하는 방식이다. 신 씨의 골밀도 수치는 -3.8, 조 씨는 -2.9로 심각한 골밀도 감소를 보였다.

골다공증은 남성보다 여성에게서 훨씬 높은 비율로 발생한다. 이는 폐경 후 에스트로겐 감소로 인해 뼈가 급격히 약해지는 데다, 남성에 비해 여성의 근육량이 적기 때문이다. 보통 여성은 폐경 후 3~5년 동안 뼈의 양이 빠른 속도로 감소하는 경향을 보인다.

골다공증이 심해지면 뼈가 약해져 작은 충격에도 쉽게 골절될 가능성이 커진다. 문제는 뼈가 약해지기 시작하면 다시 튼튼하게 되돌리는 것이 어렵다는 점이다. 따라서 젊었을 때 골밀도를 높여 두는 것이 매우 중요하다.

그러나 많은 사람들이 골다공증의 위험성을 간과하고 있다. 국민건강영양조사에 따르면 50세 이상 여성 열 명 중 세 명만이 자신에게 골다공증이 있다는 사실을 알고 있으며, 그중 단 한 명만이 치

골다공증

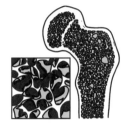

건강한 뼈

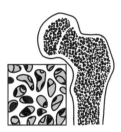

-4.0 -3.5 -3.0 -2.5 -2.0 -1.5 -1.0   0.5   1.0   1.5

└── 골다공증 ──┘└── 골감소증 ──┘└── 정상적인 ──┘
                                      골밀도

료를 받고 있다.

골다공증은 단순히 뼈가 잘 부러지는 질환이 아니다. 사망에 이를 수도 있는 심각한 질환이다. 고관절 골절 환자의 경우 1년 내 사망률이 20퍼센트에 이를 정도로 위험성이 크다.

골다공증이 위험한 이유는 서서히 진행되면서도 특별한 증상이 없다는 점이다. 골다공증의 유일한 증상은 골절이며, 뼈가 부러졌음에도 골다공증 검사를 하지 않으면 단순한 낙상 사고로 여기고 치료 시기를 놓치는 경우가 많다. 갱년기를 앞두고 있다면 반드시 골밀도 검사를 받아야 하는 이유도 여기에 있다.

골다공증 골절은 강한 외부 충격으로 인한 일반 골절과 달리, 일상 속 작은 충격으로도 발생할 수 있다. 따라서 항상 넘어지지 않도록 세심한 주의를 기울이는 것이 중요하다. 특히 치료를 받아 골밀도가 향상되더라도 중단하지 말고 꾸준히 관리해야 한다. 국민건강보험공단 자료에 따르면 골다공증 골절 환자 네 명 중 한 명은 골절 후 1년 이내 다시 뼈가 부러지는 경험을 한다.

골다공증은 근감소증과 깊은 연관이 있다. 근육이 강하면 뼈를 지탱하는 힘이 증가하지만, 근육량이 적으면 뼈에 가해지는 충격을 막지 못해 골다공증 위험이 더욱 커진다. 골다공증은 단순한 노화 과정이 아니라, 치료와 예방이 필요한 질환이다.

근육이 약해지면 뼈 건강에도 영향을 미치므로, 근력 운동과 뼈 건강 관리를 함께 실천하는 것이 중요하다. 50대부터 시작되는 급격한 골 소실에 맞서, 충분한 영양 섭취와 꾸준한 운동으로 대비하는 것이 건강한 노년을 보장한다.

2장

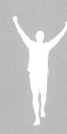

중년을
무너뜨리는
5대 통증

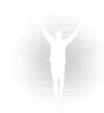

몸의 정렬이
수명을 결정한다

인간의 신체와 자동차는 닮은 점이 많다. 자동차를 오래 타려면 닦고, 조이고, 기름칠하며 정비를 철저히 해야 하듯, 인간의 몸도 탈이 나면 치료하고, 재활하며, 꾸준히 관리해야 노년이 편안해진다.

또한, '얼라인먼트(alignment)'가 건강을 좌우한다는 점도 공통점이다. 자동차의 휠 얼라인먼트란 바퀴가 균형 있게 정렬된 상태를 의미하는데, 만약 정렬이 틀어지면 특정 부분이 더 마모되어 타이어 수명이 단축되고, 연비도 떨어진다. 특히, 운전 도중 차량이 한쪽으로 쏠리면 정상적인 주행이 방해되고, 사고 위험도 커진다.

자동차의 얼라인먼트만큼이나, 우리 몸의 근골격계 정렬 상태도 매우 중요하다. 몸의 정렬이 틀어지면 통증이 발생하고, 심하면 부상으로 이어질 가능성이 크기 때문이다.

인간은 좌우가 완벽하게 정렬된 상태로 태어난다. 그러나 잘못된 자세와 생활 습관이 쌓이면서 균형이 서서히 무너지기 시작한다. 예를 들어, 습관적으로 짝다리를 짚으면 골반이 틀어지고, 이는 허리 통증으로 이어진다. 골반이 삐뚤어지면 허리에 통증을 유발한다. 또한, 구부정한 자세를 지속하면 머리의 하중으로 인해 목, 등, 어깨 근육이 긴장하면서 통증이 발생한다. 다음의 체크리스트를 통해 척추나 골반이 틀어지지 않았는지 확인해 보자.

척추와 골반 틀어짐 체크리스트
▶ 걸을 때 골반이 좌우로 흔들리는 느낌이 든다.
▶ 바지 한쪽이 짧거나 긴 듯한 느낌이 난다.
▶ 잠잘 때 똑바로 누우면 불편하다.
▶ 몸이 한쪽으로 기운 느낌이 든다.
▶ 바지나 치마가 한쪽으로 자주 돌아간다.
올바른 자세 체크리스트
▶ 척추의 자연스러운 S라인이 유지된다.
▶ 어깨가 펴진 상태를 유지한다.
▶ 복부가 수축된 상태에서 골반이 앞쪽으로 틀어지지 않는다.
▶ 옆모습을 봤을 때, 귓불-어깨-고관절-무릎-복숭아뼈 앞쪽이 일직선이 된다.

거울 앞 바른 자세 자가 진단

중력선을 기준으로 좌우대칭 확인

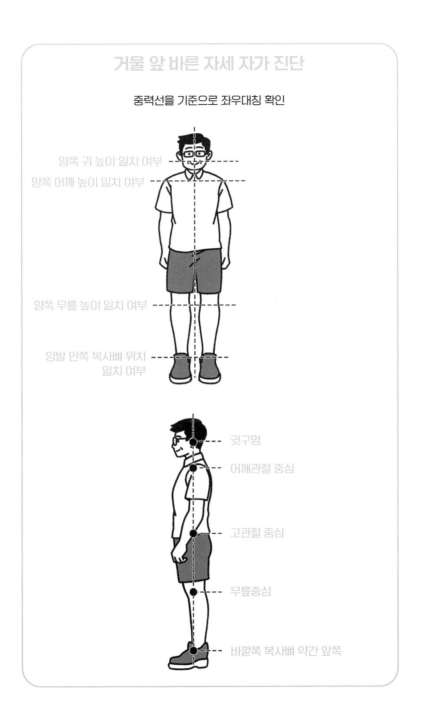

양쪽 귀 높이 일치 여부

양쪽 어깨 높이 일치 여부

양쪽 무릎 높이 일치 여부

양발 안쪽 복사뼈 위치
일치 여부

귓구멍

어깨관절 중심

고관절 중심

무릎중심

바깥쪽 복사뼈 약간 앞쪽

인간의 몸은 한순간에 망가지는 것이 아니다. 나쁜 자세와 잘못된 습관이 오랜 시간 쌓이면서 몸의 정렬이 서서히 흐트러진다. 그러다 나이가 들고 체력이 떨어지면, 몸이 더 이상 버티지 못하고 통증이라는 신호를 보내기 시작한다. 중년이 되면 올바른 자세와 신체 정렬을 세심하게 점검해야 하는 이유가 바로 여기에 있다.

바른 자세에서 바른 동작과 바른 운동이 나온다. 잘못된 자세로 운동하면 오히려 몸에 무리를 주고 부상 위험이 커진다. 따라서 일상에서 바른 자세를 유지하려는 노력이 필수적이다.

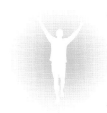

통증1 허리가 무너지면 온몸이 무너진다

캠핑에서 텐트를 칠 때 가장 중요한 것은 중심을 잡아주는 기둥이다. 기둥이 약하고 흔들리면 텐트는 그대로 무너지고 만다. 우리 몸에서도 텐트의 기둥과 같은 역할을 하는 것이 바로 허리다. 몸의 중심인 허리가 무너지면, 결국 온몸이 무너질 수밖에 없다.

허리 통증은 살면서 열 명 중 여덟 명 이상이 한 번쯤 경험할 정도로 흔한 증상이다. 인간이 직립 보행을 하면서 척추가 몸의 하중을 견뎌야 하는 구조를 갖게 되었고, 조금만 균형이 깨져도 허리에 이상 신호가 오기 쉽다.

허리 통증의 원인을 살펴보면 대표적으로 나쁜 자세, 잘못된 습관, 그리고 과도한 운동이 꼽힌다. 특히 나쁜 자세는 척추 디스크, 관절, 인대 등에 부담을 주어 결국 해당 부위를 닳게 하고 손상시키면서 통증을 유발하게 된다.

허리가 무너지는
사례들 ●〰〰〰〰〰〰〰〰〰〰〰〰〰〰〰〰〰

사례 1. 20년 넘게 식당을 운영한 여성

50대 후반의 한모 씨는 20년 넘게 식당을 운영하며 장시간 서서 일하고, 쪼그려 앉아 식재료를 손질하는 등의 중노동을 해왔다. 어느 날, 상체를 숙인 채 무거운 물건을 옮기다가 허리를 삐끗했다. 처음에는 대수롭지 않게 넘겼지만, 통증이 2주 이상 지속되더니 허리를 뒤로 젖히거나 옆으로 움직일 때 더욱 심해졌다.

게다가 다리까지 찌릿찌릿한 느낌이 전해져 검사를 받았더니, 요추 3번과 4번 사이의 디스크가 찢어지고 척추관절염이 진행된 상태였다.

사례 2. 30년 경력의 택시기사

60대 초반의 남모 씨는 30년 경력의 베테랑 택시기사다. 장시간 앉아 있는 직업 특성상 소화불량과 허리 불편함을 겪었지만, 참고 일해왔다. 그러다 여유가 생기자 건강을 챙기기 위해 주말마다 둘레길을 걷기 시작했다. 그러나 10분 정도 걸으면 엉덩이부터 다리까지 저림이 느껴졌고, 잠시 쉬면 괜찮아지다가 다시 걸으면 통증이 반복되는 증상이 나타났다.

정밀 검사를 해보니, 척추 신경 공간이 좁아지는 척추관협착증이었다.

사례 3. 컴퓨터 프로그래머의 무리한 운동

40대 중반의 양모 씨는 하루 종일 앉아 근무하는 컴퓨터 프로그래머다. 목과 허리 건강이 염려되어 헬스클럽에 등록해 운동을 시작했다. 처음에는 러닝머신과 가벼운 근력 운동을 하다가, 데드리프트에 도전했다. 무거운 바벨을 드는 쾌감에 빠진 그는, 어느 날 허리 쪽에 뜨끔한 느낌을 받았지만 그대로 운동을 계속했다.

그러다 결국 허리와 엉덩이 통증이 심해지고, 다리에 힘이 빠지는 증상이 나타났다. 검사 결과, 요추 4번과 5번 사이의 디스크가 탈출된 상태였다.

사례 4. 골프광의 무리한 운동

50대 초반의 박모 씨는 골프를 무척 좋아하는 자영업자다. 그는 허리 통증으로 치료를 받는 중에도, 주말 골프 약속을 잡고 "통증이 많이 좋아졌는데 필드에 나가도 될까요?"라고 물었다. 나는 "지금은 무리일 수 있으니 조금만 더 참아야 합니다. 가벼운 스윙이라도 허리에 부담이 됩니다."라며 만류했다.

그러나 일주일 뒤 그는 결국 유혹을 이기지 못하고 라운드에 나갔다. 전반 홀은 무사히 마쳤지만, 후반 홀에서 첫 티샷을 날린 후 한동안 꼼짝할 수 없었다. 결국 디스크가 터지고 척추 후관절이 손상되어 응급실 신세를 지게 되었다.

허리를 망가뜨리는
나쁜 자세들

① 허리를 구부리고 무거운 물건을 드는 자세

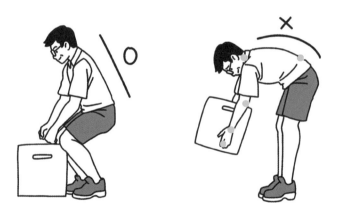

무릎을 최대한 굽히고 허리를 세워서 물건을 몸에 바짝 붙인다.
무릎을 펴고 허리를 구부리는 것은 금물!

보통 누워 있을 때 허리에 가해지는 압력은 0이다. 걸을 때는 70킬로그램, 서 있을 때는 100킬로그램, 앉아 있을 때는 200킬로그램, 허리를 구부릴 때는 무려 300킬로그램 이상이다. 이런 상태에서 무거운 물건을 들려고 무리하게 힘을 쓰면 디스크 탈출 및 파열 위험이 높아지고, 척추 근육과 인대에도 상당한 스트레스를 주게 된다. 따라서 무거운 물건을 들 때는 허리를 곧게 편 상태에서 몸에 바짝 붙여 드는 것이 디스크 건강에 이롭다.

② 소파나 의자에 엉덩이를 빼고 비스듬히 앉는 자세

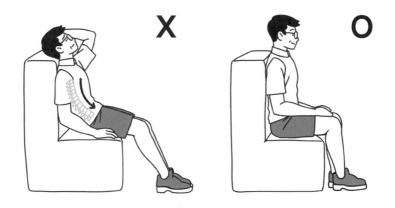

척추의 S자 곡선이 무너지면 디스크의 압력이 높아져 손상을 유발할 수 있으며, 허리에 부담을 줄 뿐만 아니라 엉덩이 관절 손상과 척추후만증의 원인이 될 수도 있다. 따라서 상체를 곧게 펴고 엉덩이를 깊숙이 넣어 허리와 등이 등받이에 닿도록 하는 것이 바람직하다.

③ 다리를 한 방향으로 꼬거나 삐딱하게 앉는 자세

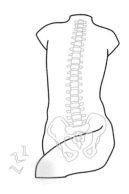

한 방향으로 다리를 꼬고 앉으면 허리 척추가 휘게 되고, 혈관이 압박되어 혈액순환 장애가 발생할 수 있으며, 엉덩이뼈와 척추를 연결하는 천장관절에도 스트레스를 준다. 무엇보다 엉덩이 골반 근육의 한쪽에 체중이 과도하게 실리면서 근육 손상과 좌골 신경통이 발생할 위험이 높아진다.

④ 양반다리로 장시간 앉아 있는 자세

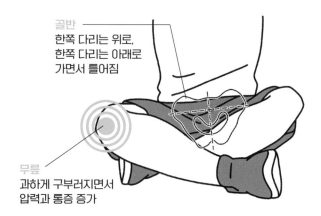

골반
한쪽 다리는 위로,
한쪽 다리는 아래로
가면서 틀어짐

무릎
과하게 구부러지면서
압력과 통증 증가

양반다리를 하고 앉으면 골반이 필요 이상으로 뒤로 빠지면서 허리에 부담을 주게 된다. 또한 한쪽 다리는 위로, 반대쪽 다리는 아래로 향해 골반이 틀어지게 만든다. 골반이 틀어지면 척추 디스크의 압력이 높아져 손상을 유발할 수 있다. 그리고 고관절이 굳어서 허리를 잘 못 펼 수 있다.

⑤ 허리를 펴지 못하고 구부정한 자세

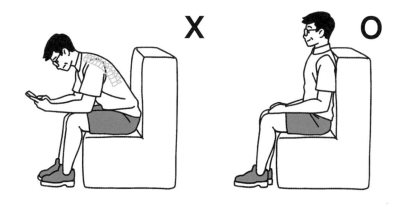

의자에 오랜 시간 앉아 있으면 바른 자세보다 구부정한 자세를 취하기 쉬운데, 이는 요추의 정상 곡선을 사라지게 하고 허리에 큰 부담을 주며 주변 근육을 약화시킨다. 특히 허리와 복부 근육이 약해지면 허리 디스크에 문제가 생길 확률이 높아진다. 그리고 척추뼈 뒤쪽에 있는 인대에도 스트레스가 가해져 통증이 발생한다.

⑥ 엎드려 자는 자세

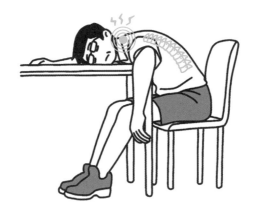

목이 좌우로 돌아가면 척추의 S자 곡선이 틀어지고, 척추 관절이 어긋나면서 근육도 꼬인 상태가 된다. 이로 인해 목 척추 디스크에 압력이 가해져 결국 허리 통증으로 이어질 수 있다. 또한 머리의 체중이 턱에 실리면서 턱관절에 스트레스를 주고, 치아에도 통증이 생길 수 있다.

⑦ 무거운 가방을 한쪽 어깨에만 걸치는 자세

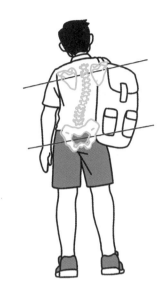

가방을 한쪽 어깨에 걸치거나 무거운 물건을 한 손으로만 들면 한쪽으로 무게가 쏠리면서 척추에 비정상적인 압력이 가해지고 균형이 무너진다. 이로 인해 허리 통증이 발생할 뿐만 아니라, 척추가 옆으로 휘는 척추측만증의 원인이 될 수도 있다. 또한 척추 관절에도 스트레스를 준다.

허리 디스크의
증상과 예방

경추, 흉추, 요추로 이루어진 척추는 여러 개의 작은 척추뼈가 모여

기둥을 형성하고 있다. 이 척추뼈 사이에는 쿠션 역할을 하는 연골, 즉 '디스크(disc, 우리말로 '추간판')'가 위치한다.

디스크는 중앙의 수핵과 이를 감싸는 10~20층 정도의 섬유륜으로 구성되어 있다. 20~30대에는 디스크 속 수핵의 수분 함량이 약 88퍼센트에 달하지만, 중년이 되면 70퍼센트대로 감소한다. 이로 인해 추간판이 탄력을 잃고 충격 흡수 능력도 저하된다.

디스크의 진행 과정은 팽륜 → 돌출 → 탈출 → 부골화의 4단계로 구분된다.

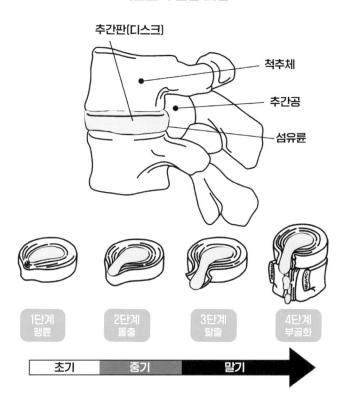

디스크의 진행 과정

추간판(디스크)

척추체

추간공

섬유륜

1단계
팽륜

2단계
돌출

3단계
탈출

4단계
부골화

초기   중기   말기

팽륜은 말랑한 수핵이 탈출하기 전 부풀어 있는 상태이며, 돌출은 수핵이 섬유륜을 뚫고 튀어나온 상태를 의미한다. 탈출은 수핵이 섬유륜 바깥으로 완전히 빠져나온 상태이며, 부골화는 디스크가 터져 수핵이 섬유륜을 벗어나 신경을 강하게 압박하는 상태다.

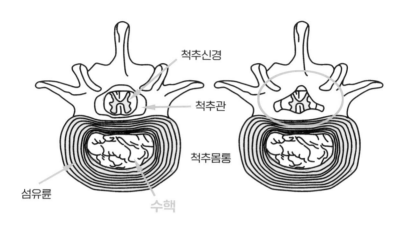

정상적인 척추관   좁아진 척추관(척추관 협착증)

특히 신경이 심하게 눌리면 통증이 수반되는 것은 물론 다리의 힘이 약해지고, 최악의 경우 대소변을 가리기 어려워지는 증상이 나타날 수도 있다.

허리 디스크 증상
▶ 허리를 숙일 때 아프다.
▶ 다리가 당기고 저리다.
▶ 기침, 재채기를 할 때 아프다.

▶ 앉을 때 아프거나 통증이 더 심해진다.
▶ 다리에 힘이 빠지고 골반에도 통증이 나타난다.
위 항목 중 해당하는 증상이 많다면 정확한 진단을 위해 병원을 방문하는 것이 좋다.

산행을 다녀온 뒤거나 짐을 옮기다 허리를 가볍게 삐긋하는 등 생활 속에서 허리 통증을 느끼는 경우가 많다. 갑작스러운 통증에 불안하고 걱정되지만, 먼저 통증이 지속되는 시간을 체크하는 것이 중요하다.

단순히 삔 경우라면 대부분 3~4일, 늦어도 일주일 이내로 통증이 가라앉는다. 이때 주로 근육이나 인대가 손상된 것이므로, 안정을 취하면서 무리한 동작을 피하면 거의 회복된다.

앉아 있는 자세, 특히 바닥에 앉는 것은 피하고 서 있거나 누워 있는 것이 낫다. 또한 가볍게 걷는 것이 도움이 된다. 걷기는 디스크에 가해지는 압력을 줄이고, 염증 반응을 완화해 자연 치유를 유도하는 효과가 있기 때문이다.

하지만 통증이 1주 이상 지속된다면 디스크 손상(파열, 탈출)을 의심하고 치료를 받아야 후유증을 줄일 수 있다. 디스크 질환의 치료법으로는 주사 치료, 물리치료, 재활 치료, 시술, 수술 등 다양한 방법이 있다.

디스크 질환 시 생활 수칙
▶ 세수하고 머리 감을 때 서서 하기
▶ 기침과 재채기 약하게 하고 가급적 피하기
▶ 무거운 물건 들 때 허리 숙이거나 비틀지 않기
▶ 오래 앉아 있는 것 피하기(최대 30분이 지나면 잠깐 일어나서 걷기)
▶ 앉아 있을 때에도 허리를 펴서 전만을 최대한 유지하기
▶ 방바닥에 앉지 않기

척추관협착증의 증상과 예방

척추관협착증은 허리 디스크와 함께 허리 통증의 양대 산맥이다.

척추관은 머리에서 시작해 목뼈와 등뼈를 지나 허리에서 하지(엉덩이, 다리)로 연결되는 신경 통로다. 이 척추관이 좁아지면 신경이 눌리면서 통증이 발생하는 질환이 바로 척추관협착증이다. 척추관협착증은 대표적인 만성 질환이자, 허리 통증의 마지막 종착역이라 불린다. 이는 허리 건강을 해치는 다양한 원인들이 누적되어 생긴 결과물이기 때문이다.

척추관협착증의 첫 번째 요인은 척추 디스크 탈출이 오래돼어 염증 물질이 굳어서 신경 구멍을 막는 경우이다.

두 번째는 척추관절염이다. 나쁜 자세에다 근력이 떨어지면 척추 관절을 잡아줄 수 없게 되고, 결국 마찰이 발생하면서 관절에 염증이 생기는 것이다. 염증이 반복되면 관절을 이루는 뼈들이 커져 신경 통로를 막는다.

세 번째는 척추전방전위증이다. 척추의 일부가 정상 정렬을 이루지 못한 것으로 위 척추뼈가 아래 척추뼈보다 배 쪽으로 밀려 나가면서 신경통로가 좁아진 경우다. 척추의 어느 부위에서나 발생할 수 있지만 요추 5번~천추 1번과 요추 4~5번(퇴행성의 경우)에서 가장 많이 나타난다.

마지막으로 신경 공간 내에 황색인대가 두꺼워져 신경 공간을 막는 경우가 있다.

협착증 증상은 허리 자체는 아프지 않지만 앉았다가 일어날 때, 걸을 때, 서 있을 때, 누울 때 다리가 저리거나 당긴다. 또한 허리도 잘 펴지지 않는다.

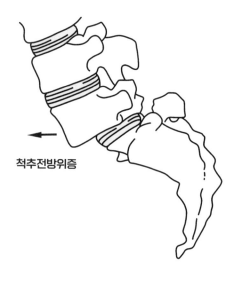

척추전방위증

척추의 일부가 정상 정렬을 이루지 못하고 위 척추뼈가 아래 척추뼈보다 앞쪽으로 밀려나면서 신경 통로가 좁아진 상태다.

척추관협착증 증상
▶ 허리를 구부리면 괜찮지만 허리를 펼 때 아프다.
▶ 허리가 잘 펴지지 않는다.
▶ 누워 있을 때, 서 있을 때, 걸을 때 다리가 저린다.
▶ 일어날 때 허리와 엉치가 무겁다.
▶ 허리 통증보다는 골반과 다리가 저리거나 아프다.
▶ 걷다가 쪼그리고 앉아서 쉬면 통증이 호전된다.
▶ 다리를 찌르거나, 쥐어짜거나, 타는 것 같은 통증이 있다.
▶ 심한 경우 감각에 이상이 있고 다리에 힘이 풀려 걷다가 넘어질 수도 있다.

척추관협착증은 대부분 척추를 많이 사용하면서 발생하는 염증 반응이나 퇴행성 변화로 인해 생긴다. 일상생활에서 주의해야 할 요소 중 하나가 바로 비만이다. 배가 나오면 허리가 뒤로 젖혀지면서 후관절이 서로 부딪히게 되고, 이로 인해 반복적인 마찰로 염증이 생기기 시작한다. 염증이 심해지면 뼈가 자라면서 관절이 커지고, 더욱 자주 부딪히게 된다. 결국 커진 관절이 신경 공간으로 침범하면서 신경을 압박해 척추관협착증으로 이어질 수 있다.

척추관협착증의 치료법은 물리치료, 교정치료, 주사 및 약물치료, 시술 등 환자의 상태에 따라 다양하게 적용된다. 그러나 만성 질환으로 치료가 까다로운 만큼, 꾸준한 관리가 필수적이다.

신전 운동이 좋을까, 굴곡 운동이 좋을까

허리 통증을 치료하고 예방하기 위해서는 '바른 자세'와 '적절한 운동'이 필수적이다. 허리는 S라인을 유지하며 적절한 각도를 유지할 때 가장 스트레스를 적게 받는다. 고정된 자세로 장시간 있는 것은 허리 건강에 매우 해롭다.

허리 운동의 기본은 척추를 지탱하는 코어 근육을 강화하는 것이다. 예를 들어, 배꼽을 약 20퍼센트 안으로 집어넣은 뒤 허리를 펴고 항문을 오므리는 운동, 복식호흡 운동, 엎드려뻗쳐서 버티는 플랭크 운동 등이 대표적이다.

하지만 무엇보다 중요한 허리 운동의 핵심은 자신의 몸 상태와 질환에 적합하게 하는 것이다. 잘못된 운동은 불난 집에 부채질하는 꼴이 될 수 있기 때문이다. 일반적으로, 허리 디스크(추간판 탈출증)에는 허리를 뒤로 젖혀주는 '신전 운동'이 효과적이며, 척추관 협착증에는 몸을 웅크리거나 숙여주는 '굴곡 운동'이 도움이 된다. 만약 반대로 운동을 하면 증상을 악화시킬 수 있다.

허리 디스크는 허리를 앞으로 숙이면 더 악화되는 질환이므로, 허리를 뒤로 젖히는 신전 운동이 필요하다. 뒤쪽으로 밀려나온 디스크가 본래 위치를 회복하는 데 도움을 주고, 척추에 가해지는 스트레스를 상대적으로 줄일 수 있기 때문이다.

반면, 척추관 협착증은 신경 공간이 좁아진 상태이므로, 허리

를 뒤로 젖히면 신경 통로가 더욱 좁아져 골반과 엉덩이, 다리 저림
이 심해진다. 따라서 몸을 웅크리는 굴곡 운동을 통해 신경이 눌리
는 부담을 줄여주는 것이 효과적이다.

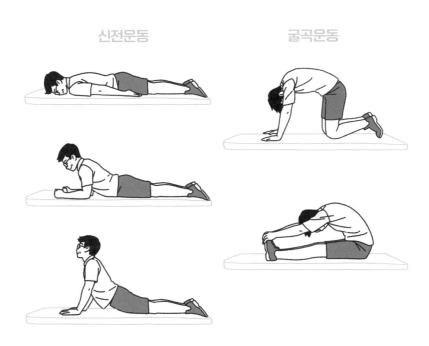

신전운동   굴곡운동

　　운동 선택의 중요성을 잘 보여주는 사례가 바로 자전거 운동이
다. 디스크 환자에게 자전거는 좋지 않다. 앉은 상태에서 허리를 숙
이는 자세가 유지되기 때문이다. 자전거를 탈 때 허리를 숙이면 디
스크가 튀어나오거나 찢어질 위험이 커져 통증이 악화될 수 있다.
반대로 협착증 환자에게는 자전거가 도움이 된다. 몸을 숙이면 척
추 사이의 신경 통로가 넓어져 통증이 완화되기 때문이다.

허리 디스크 환자가 피해야 할 운동

골프: 허리를 숙이는 동작이 많고, 척추를 회전할 때 디스크에 강한 압력이 가해져 밀려날 위험이 크다.

등산(특히 하산 시): 허리를 숙이게 되는 자세가 많아 디스크에 부담을 준다.

탁구: 빠른 움직임과 함께 허리를 숙이는 동작이 많아 디스크에 좋지 않다.

척추관 협착증 환자가 피해야 할 운동

골프, 테니스: 스윙할 때 허리가 뒤로 젖혀지면서 신경 공간이 좁아져 척추 신경을 압박한다.

오랜 시간 걷기: 신경 공간이 좁아진 상태에서 오래 걸으면 신경이 눌려 다리 저림과 힘 빠짐이 발생, 넘어질 위험이 커진다. 중간에 증상이 나타나면 완화될 때까지 쉬면서 스트레칭 후 다시 걷는 것이 좋다.

허리 통증은 단순하지 않다. 허리 질환은 개인마다 다양한 조합으로 나타날 수 있다. 어떤 환자는 디스크와 협착증을 동시에 가지고 있고, 어떤 환자에게는 디스크와 척추관절염이 함께 진행되거나, 또 다른 환자는 협착증과 전방전위증이 동반되는 등 변수가 많다.

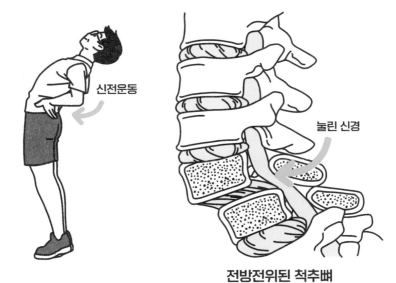

신전운동

눌린 신경

전방전위된 척추뼈

척추전방전위증이나 척추관협착증 환자에게는 신전운동이 매우 위험하다. 척추뼈가 어긋나 신경 통로가 좁아진 상태에서 과도한 신전운동을 하면 신경 통로가 좁아지고 신경이 압박되어 다리 저림이나 마비를 유발할 수 있다.

허리 통증을 유발하는 조직은 근육, 인대, 관절, 뼈, 디스크, 신경, 혈관 등 다양하다. 따라서 어떤 환자는 허리 근육만 아프고, 어떤 환자는 디스크와 인대에 통증이 있으며, 또 다른 환자는 디스크, 인대, 관절 모두에서 통증을 느끼는 등 증상이 각기 다르다. 따라서 어떤 조직이 아픈지를 고려해 운동을 선택하는 것이 바람직하다.

근육이 찢어지거나 인대가 늘어난 경우에는 운동 범위를 줄이고, 가볍고 아프지 않게 운동해야 한다. 근육이 만성적으로 뭉친 경우에는 살짝 아픈 정도의 스트레칭 운동이 필요하다.

기본적으로는 통증이 생기는 동작은 피하고, 움직임을 원활하게 하면서 가벼운 근력 운동부터 시작해야 한다. 특히 디스크와 협착증이 함께 있는 환자는 절대로 혼자서 운동하지 말고, 반드시 의료진과 상의해 안전하게 운동하는 것이 중요하다.

디스크 증상이 있으면 신전 운동, 협착증 증상이 있으면 굴곡 운동을 하되, 자신의 허리 상태를 세밀하게 점검하고 알맞은 운동을 선택해야 한다. 무엇보다 운동은 과하지 않게 진행하며, 통증이 느껴지면 곧바로 중단한다는 원칙을 반드시 지켜야 한다.

골반 통증의
증상과 예방

척추 질환을 이야기할 때 '약방에 감초'처럼 빠지지 않는 것이 '골반'이다. 골반은 척추를 받쳐주고, 척추의 힘을 다리로 전달해 주는 연결고리다. 상체와 하체를 연결하며 이를 중심으로 상·하체의 회전동작이 이뤄지는 핵심적인 부분이다. 축구로 치면 공격과 수비의 가교 역할을 하는 미드필더다.

골반 통증은 허리 밑부분은 물론 엉덩이와 허벅지 윗부분 등 아픈 부위가 다양하다. 골반 위로는 천장관절을 통해 척추와 이어져 있고, 아래로는 엉덩이 관절을 통해 허벅지와 연결되어 있기 때문이다. 또한 복근과 허리 척추 근육은 물론 허벅지 근육도 골반에 붙어 있다.

골반통증의 증상
▶ 엉덩이 통증을 시작으로 정강이는 물론 발끝까지 저린다.
▶ 앉아 있다가 일어나서 걸으려고 발을 내딛는 순간 통증이 생긴다.
▶ 잠을 잘 때 똑바로 누우면 불편하다.
▶ 의자나 소파에 삐딱하게 앉아야 편안하다.
▶ 한쪽 다리가 길게 느껴진다.
▶ 차에 오래 앉아 있으면 다리가 저린다.

골반을 움직일 때마다 아픈 주된 원인은 골반의 틀어짐이다. 골반이 틀어지면 체중이 한쪽으로 쏠리면서 특정 부위의 엉덩이 근육에 과도한 스트레스가 가해지고, 이로 인해 근육이 손상되거나 뭉치면서 통증이 발생한다.

특히 나쁜 자세로 인해 골반이 틀어지면 척추와 골반 사이의 천장관절이 어긋날 수 있다. 천장관절은 척추와 골반을 연결하는 엉치뼈와 엉덩이뼈 사이에 위치한 관절로, 척추가 움직일 때 충격을 흡수하고, 몸의 무게를 이동시키는 역할을 한다. 원래 거의 움직이지 않는 관절이지만, 삐딱한 자세가 반복되면 관절이 어긋나면서 통증을 유발하게 된다. 이 관절에는 인대와 신경이 많아, 인대가 함께 틀어지면 엉덩이 뒤쪽과 골반 앞쪽에 심한 통증이 발생할 수 있다.

만일 한쪽 다리가 길게 느껴지고, 잠을 잘 때 똑바로 누우면 불편하고, 의자나 소파에 삐딱하게 앉아야 편안하다면 골반이 틀어진 것이므로 각별한 주의가 필요하다.

골반 틀어짐의 첫 번째 주범은 습관적으로 다리를 꼬고 앉는 것이다. 여기에 장시간 운전하거나 책상에 오래 앉아 있는 자세, 소파에 삐딱하게 앉는 자세, 한쪽으로만 가방을 메는 자세 등도 골반 틀어짐의 원인이 될 수 있다.

골반 틀어짐은 방향에 따라 '골반전방경사'와 '골반후방경사'로 나뉜다.

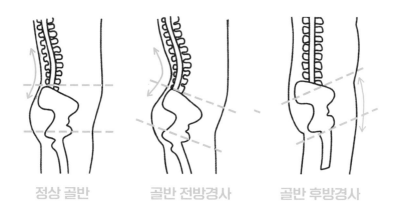

정상 골반   골반 전방경사   골반 후방경사

골반전방경사는 골반이 지나치게 앞으로 기울어진 상태로, 앉아 있는 시간이 많은 사람이나 하이힐을 자주 신는 사람에게 잘 나타난다. 반면, 골반후방경사는 골반이 뒤쪽으로 틀어진 상태로, 허리 통증과 뻣뻣함을 유발하며, 목이 앞으로 빠지는 거북목을 동반할 수도 있다.

골반 틀어짐 여부는 간단한 테스트로 확인할 수 있다. 뒤통수와 발뒤꿈치를 벽에 붙이고 선 상태에서 허리 뒤쪽과 벽 사이에 손을 넣어보는 방법이다. 손이 두 개 이상 들어가면 골반전방경사, 손이 아예 들어가지 않으면 골반후방경사, 정상적인 경우 손이 한 개 정도 들어간다.

골반이 틀어지면 척추관협착증, 좌골신경통, 골반 질환 등의 원인이 될 수 있다. 특히 좌골신경통은 엉덩이가 찌릿찌릿하고 종아리까지 저려 허리 디스크와 혼동하기 쉬운 질환이다. 엉덩이에는 네 겹의 근육층이 있는데, 그중 가장 안쪽에 있는 '이상근'이라는 작은 근육 속으로 좌골신경이 지나간다. 골반이 틀어지면 체중이 한쪽으로 쏠려 엉덩이 근육에 과도한 부담이 가해지고, 이로 인해 근육이 뭉치면서 좌골신경을 압박해 통증을 유발할 수 있다.

좌골신경통은 운동 중에도 발생할 수 있다. 예를 들어, 발차기처럼 엉덩이 관절을 회전하는 동작을 할 때 근육이 찢어질 위험이 있다. 찢어진 근육이 아물면서 흉이 지고 두꺼워지면 통증이 더욱 심해질 수 있다. 특히 장시간 앉아 있는 사무직 근로자나 체중이 급격히 증가하는 임산부에서 좌골신경통이 자주 발생한다.

좌골신경통은 MRI나 CT 검사로 쉽게 발견되지 않아 허리 디스크로 오해하기 쉬운 질환이므로, 엉덩이와 허벅지에 통증이 심하다면 초음파 검사를 통해 근육 손상 및 염증 여부를 확인하는 것이 바람직하다.

좌골신경통

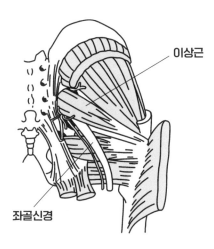

이상근

좌골신경

좌골신경은 엉덩이 부위의 가장 안쪽 근육 중 이상근이라는 작은 근육 속으로 지나간다. 이 근육이 뭉치거나 두꺼워지면 좌골신경이 눌려 엉덩이 통증이 발생하고, 종아리까지 저린 증상이 나타날 수 있다.

무엇보다 바른 자세를 유지하는 것이 가장 중요하다. 자동차 시트나 의자에 앉을 때 삐딱한 자세를 피하고, 양쪽 엉덩이에 체중이 골고루 분포되도록 균형을 잡아 앉는 것이 바람직하다. 또한, 골반의 움직임을 유연하게 하기 위해 근육 마사지를 병행하는 것이 좋다. 폼롤러나 손을 이용한 마사지와 함께 스트레칭을 꾸준히 하면 골반의 균형을 맞추고 허리 통증을 예방하는 데 도움이 된다.

나영무의 통증회복력

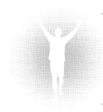 **통증 2** '괜찮아지겠지' 미루다
평생 고생하는 어깨 통증

어깨는 관절 가운데 유일하게 360도 회전이 가능하고, 운동범위가 가장 큰 부위다. 상하좌우로 움직이는 어깨는 정교하고 섬세하다.

어깨는 어깨뼈(견갑골), 빗장뼈(쇄골), 위팔뼈(상완골) 등 세 개의 뼈와 네 개의 관절, 회전근개(네 개의 어깨 근육과 힘줄)로 이뤄져 있다.

몸통과 팔을 잇는 어깨는 유기적으로 연결되어 움직이며, 운동범위가 크기 때문에 다양한 질환에 노출되기 쉽다. 이들 중 하나라도 문제가 생기면 통증이 발생하며 이상 신호를 보내기 때문이다.

어깨에 문제가 생기면 일상생활에 큰 어려움이 따를 뿐만 아니라, 평생 고생할 수도 있다. 어깨 기능이 손상되면 손이나 팔을 제대로 사용하지 못하거나, 만성 통증에 시달릴 가능성이 크다.

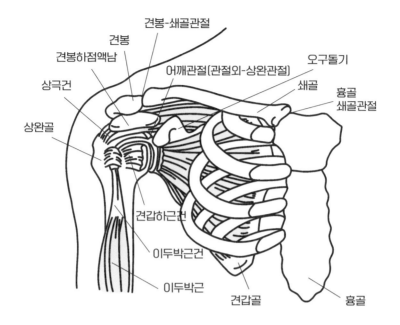

어깨는 어깨뼈(견갑골), 빗장뼈(쇄골), 위팔뼈(상완골) 등 세 개의 뼈와 네 개의 관절, 그리고 회전근개(네 개의 어깨 근육과 힘줄)로 이루어져 있다.

어깨 통증의 주요 원인은 잘못된 자세, 무리한 운동, 과도한 사용 등이며, 어깨로 넘어지거나, 넘어지면서 팔로 땅을 짚은 후에도 발생하는 경우가 많다.

사례 1. 어깨 결림을 방치한 결과, 오십견으로 발전

50대 중반의 임모 씨는 제조 공장에서 20년 넘게 근무한 여성 근로자다. 2년 전부터 어깨가 뻐근하고 결리는 증상이 있었지만 참고 버텼다. 그러나 어느 날, 팔을 들어 올리기가 힘들어졌고, 통증으로 인해 잠도 제대로 자지 못하는 상태가 되었다.

진단 결과, 그는 어깨 결림과 함께 '유착성 피막염(오십견)'을 앓고 있었다.

임 씨의 경우 어깨 결림이 통증의 출발점이었다. 어깨 결림은 주로 목에서 어깨, 날개뼈로 이어지는 부위에서 발생하며, 그 원인은 근육의 긴장과 뭉침 때문이다. 이는 나쁜 자세로 반복적인 작업을 지속하거나, 장시간 같은 자세로 일하면서 근육이 쉬지 못한 채 지속적으로 긴장한 결과다. 이 과정에서 근육이 뭉쳐 딱딱하게 굳고, 염증이 발생해 조직이 굳어버리기도 한다.

증상이 오래 지속되면 어깨를 도려내고 싶을 만큼 극심한 통증이 밀려오며, 심한 경우 팔까지 저리는 증상이 동반될 수 있다. 임 씨의 사례는 결국, 어깨 결림을 제때 치료하지 않아 오십견으로까지 악화된 경우다.

사례 2. 순간적인 충격이 불러온 어깨 힘줄 파열

40대 후반의 지 모 씨는 외식업을 운영하는 자영업자다.

어느 날, 식당 선반 위에 있는 물건을 꺼내다 어깨를 삐긋했지만, 별다른 통증 없이 지나갔다. 그런데 며칠 후, 승용차 뒷자석에 있는 물건을 집어 들기 위해 팔을 뻗는 순간, 어깨에 극심한 통증이 밀려왔다. 이후 옆으로 누워 자면 통증이 심해졌고, 어깨를 돌리기도 어려운 상태가 되었다. 초음파 검사를 해보니 어깨 힘줄이 찢어져 있었다. 평소 무거운 식재료를 들거나, 주

방일을 많이 하면서 어깨 힘줄이 퇴행성으로 닳아 있었는데, 순간적으로 과도한 힘이 가해지면서 힘줄이 파열된 것이었다.

사례 3. 과한 운동으로 인한 회전근개 건염과 오십견

40대 초반의 박모 씨는 운동을 통해 건강을 관리하는 은행원이다.

아침에는 수영, 저녁에는 헬스, 주말에는 야구 동호회 활동을 하는 등 꾸준한 운동을 즐겼다. 그러던 어느 날, 팔을 들기도 어려울 정도로 통증이 심해졌고, 어깨를 돌릴 때 찢어질 듯한 통증이 동반돼 병원을 찾았다. 정밀 검사 결과, 회전근개 건염은 물론 오십견까지 동반된 상태였다. 어깨 관절을 무리하게 사용한 결과 회전근개에 염증이 생겼지만 이를 인지하지 못한 채 운동을 지속하면서 상태가 더욱 악화된 것이었다.

초기에는 통증이 심하지 않고 관절 운동에 제한이 크지 않아 방치했지만, 문제는 다친 근육을 대신해 남은 근육이 과도하게 사용되면서 결국 이차적인 손상을 유발했다는 점이다. 특히 회전근개가 파열된 후 제때 치료받지 않으면, 통증으로 인해 어깨 사용 범위가 줄어들면서 이차적인 오십견으로 이어질 수 있다. 결국, 그는 6개월 넘게 운동을 쉬고 집중적인 치료를 받아야만 했다.

어깨를 망치는
안 좋은 자세

① 라운드 숄더

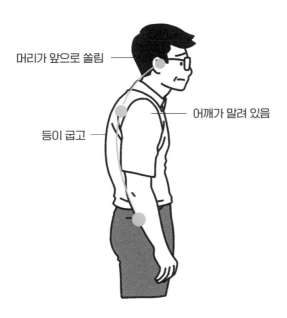

'라운드 숄더'는 말 그대로 어깨가 앞으로 굽은 상태를 의미한다. 양쪽 어깨가 몸 앞으로 반원 형태로 말려 있으며, 등이 굽어 있는 것이 특징이다. 이는 휴대폰 등 디지털 기기를 잘못된 자세로 장시간 사용하면서 발생하는 부작용 중 하나다.

라운드 숄더가 지속되면 회전근개가 견봉과 부딪혀 손상되는 충돌 증후군이 발생하기 쉽다. 이로 인해 염증 반응과 통증이 동반되며, 심한 경우 회전근개가 찢어질 수도 있다.

② 습관적으로 옆으로 누워 자는 자세

옆으로 누워 자면 어깨 관절이 눌려 틀어질 수 있다. 관절이 틀어지면 주변 힘줄과 인대에도 스트레스가 가해져 통증을 유발하는 요인이 된다. 특히, 이로 인해 회전근개에 염증이 생기거나 손상이 발생할 수도 있다.

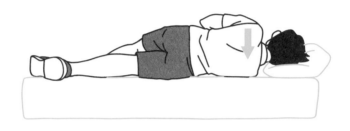

③ 어깨가 한쪽으로 기울어진 자세

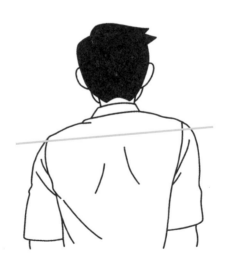

무거운 가방을 한쪽 어깨에만 메거나 컴퓨터 마우스를 주로 쓰는 오른손으로만 지속적으로 사용할 경우, 어깨 높이가 한쪽으로 기울어져 비대칭이 발생할 수 있다.

어깨 높이가 양쪽이 다르면 근육의 불균형을 초래하며, 한쪽으로 기울어진 어깨는 근육의 긴장을 더욱 높이고 스트레스를 가중시켜 결국 통증으로 이어진다.

④ 자주 팔짱을 끼는 자세

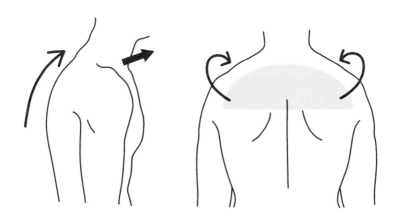

팔짱을 끼는 습관이 있으면 어깨 관절이 안쪽으로 말리면서 자세가 구부정해진다. 이러한 잘못된 자세로 인해 근육은 긴장된 상태를 유지하며 수축하게 된다. 수축된 근육은 점차 단단해지면서 근막, 신경, 혈관 등을 압박해 통증을 유발할 수 있다.

⑤ 높은 베개를 베거나, 소파 팔걸이에 머리를 기대는 자세

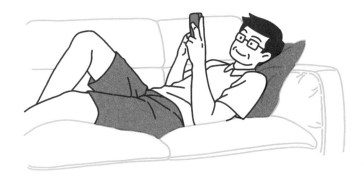

높은 베개를 사용하면 목뼈가 일자형으로 변형되어 경추의 신경과 혈관을 압박할 수 있다. 이와 같은 맥락에서 침대 헤드에 머리를 기대고 TV를 보거나, 소파 팔걸이를 베개 삼아 자는 습관도 좋지 않다. 목뼈의 정상적인 C자 곡선이 일자 형태로 변형되면 목 근육이 긴장하게 되고, 이로 인해 목과 연결된 어깨에도 악영향을 미쳐 통증을 유발할 수 있다.

예민해서 더 조심해야 하는
어깨 회전근개(힘줄) 손상

어깨는 뼈와 뼈 사이의 공간을 통해 회전근개가 지나가는 구조로 되어 있다. 회전근개는 팔뼈를 어깨 관절에 밀착시켜 팔을 안팎으로 회전시키는 역할을 한다.

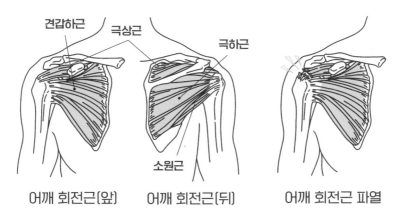

어깨 회전근 구조

견갑하근   극상근   극하근

                              소원근

어깨 회전근(앞)   어깨 회전근(뒤)   어깨 회전근 파열

　회전근개는 어깨를 감싸고 있는 힘줄로, 극상근, 극하근, 견갑하근, 소원근 등 네 개의 근육으로 구성되어 있다. 이 힘줄들은 반복적인 충격이나 마모로 인해 손상될 수 있으며, 이를 회전근개 파열이라고 한다.

　무엇보다 힘줄 조직은 혈액순환이 원활하지 않아 손상될 경우 회복이 더디다. 어깨 힘줄이 찢어지거나 손상되면 표면이 거칠어져 주변 조직과 마찰을 일으키며 '삐거덕'거리는 소리가 날 수도 있다.

회전근개 파열 증상
▶ 어깨 앞쪽에 통증이 나타난다.
▶ 팔을 옆으로 들어 올릴 때 특정 각도에서 아프다.
▶ 어깨를 움직일 때 통증이 있지만 관절 운동엔 제한이 없다.
▶ 머리를 빗거나 어깨 위로 물건을 드는 동작을 할 때 통증이 심해진다.
▶ 아픈 어깨 쪽으로 누워서 잠자기가 불편하다.

회전근개는 주로 무리한 운동이나 과도한 사용으로 손상된다. 무거운 물건을 들다가 어깨를 삐끗한 경우, 자세가 구부정한 경우, 습관적으로 옆으로 누워 자는 경우, 장시간 운전대를 잡는 경우 등 원인이 다양하다. 또한 회전근개가 약하면 팔뼈를 어깨관절에 밀착시켜 주지 못해 앞뒤 좌우로 흔들린다. 그러면서 팔뼈가 날개뼈 사이에 힘줄과 부딪히면서 힘줄에 염증이 발생하고 힘줄을 찢어지게 한다. 특히 어깨충돌증후군의 경우 대부분 회전근개 손상으로 이어진다.

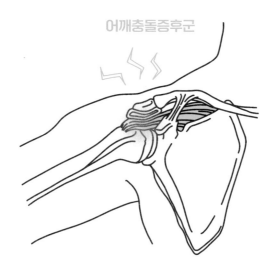

어깨충돌증후군은 스포츠 활동 등 어깨를 자주 사용하는 경우, 어깨 관절을 지붕처럼 덮고 있는 견봉이 근육 및 힘줄과 지속적으로 부딪혀 염증을 일으키는 질환이다. 어깨에 피로가 쌓이고 관절

주변의 근육과 힘줄이 약해지면 발병 위험이 높아진다. 문제는 제때 치료하지 않으면 회전근개에 지속적인 손상을 주어 결국 염증과 파열로 이어질 수 있다는 점이다.

회전근개가 파열되면 일상생활에서도 각별한 주의가 필요하다. 어깨 조직은 매우 촘촘하게 연결되어 있어, 한 부위가 손상되면 다른 조직에도 빠르게 악영향을 미칠 수 있기 때문이다. 따라서 이미 손상된 부위를 무리하지 않고 적절히 관리하는 것이 무엇보다 중요하다.

회전근개 파열 시 생활수칙
▶ 팔을 몸통에 붙이고 작업하기(물건을 들거나 청소할 때)
▶ 옆으로 눕지 않기
▶ 어깨 높이 이상으로 물건 들어 올리지 않기
▶ 운전 중 뒷좌석에서 물건을 꺼낼 때 주의하기
▶ 팔굽혀펴기 및 벤치프레스 피하기(단, 로우풀 운동은 가능)
▶ 배드민턴, 테니스, 야구 등 어깨에 무리가 가는 동작 피하기
▶ 갑자기 통증이 심해지면 냉찜질하기

어깨가 보내는 경고,
오십견

오십견은 어깨가 굳어 제대로 움직이지 않는 상태를 의미한다.

정확한 용어는 동결견(frozen shoulder)으로, 의학적으로는 유착성 피막염이라고 한다. 이는 어깨 관절을 둘러싼 피막이 두꺼워지고, 서로 엉겨 붙어 마치 떡처럼 달라붙은 상태를 말한다. 이로 인해 조직이 딱딱하게 굳어 어깨의 움직임이 제한되며, 움직이려 할 때 조직이 늘어나면서 찢어지는 듯한 통증이 발생한다.

오십견 증상
▶ 상하좌우 모든 방향으로 어깨를 움직이기 어렵다.
▶ 어깨 관절에 통증이 발생한 후 점차 심해지며, 운동 범위가 제한된다.
▶ 팔을 들어 올리기 힘들 정도로 아프고, 움직일 때 극심한 통증이 나타난다.
▶ 혼자서 옷의 단추나 지퍼를 채우기 어렵다.
▶ 누워 있어도 어깨 통증과 불편감이 심하다.
▶ 머리를 빗거나 세수하는 동작, 선반 위의 물건을 잡는 것이 힘들다.
▶ 수면 중 어깨 통증으로 인해 잠에서 깬 적이 있다.

오십견의 원인은 매우 다양하다. 주로 어깨를 구성하는 조직(힘줄, 인대, 근육, 연골, 관절낭, 점액낭, 뼈, 관절 등)에 염증이 생기거나 손상이 발생할 때 나타난다. 또한, 어깨를 잘 사용하지 않거나 근육이 뭉친 상태에서 염증이 만성화될 경우에도 발생할 수 있다. 구체적인 사례를 보면 헬스클럽에서 벤치프레스의 무게를 이기지 못해 어깨 힘줄이 찢어진 경우, 빙판길에서 미끄러지면서 어깨를 바닥에 부딪쳐 관절순(연골)이 손상된 경우, 어깨 힘줄에 염증이 생긴

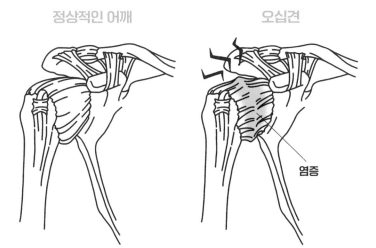

정상적인 어깨   오십견

염증

경우, 어깨 관절에 염증이 퍼져 근육까지 영향을 미친 경우 등이다. 이처럼 다양한 원인이 있지만, 어깨 회전근개의 염증이나 손상으로 인해 이차적으로 오십견이 발생하는 경우가 80퍼센트 이상을 차지한다.

오십견과 회전근개 파열은 증상이 비슷해 보이지만, '팔의 운동 범위'에서 차이가 있다. 오십견은 어깨 관절의 가동 범위 자체가 제한되어 팔을 들어 올리기 어렵다. 회전근개 손상은 통증이 있긴 하지만 팔을 움직일 수는 있다. 문제는 통증이 참을 만하다고 방치하면 이차적인 오십견으로 이어질 가능성이 높다는 점이다.

또한, 오십견은 노화와 만성 염증으로 인해 어깨가 굳어지는 질환인 반면, 회전근개 파열은 무리한 운동이나 과도한 사용으로 인해 발생하는 경우가 많다.

어깨 통증은 다양한 원인에 의해 발생하므로, 정확한 원인을 찾아 적절히 치료하는 것이 중요하다. 오십견의 경우 물리치료와 함께 운동치료, 도수치료를 병행하여 관절의 움직임을 적극적으로 유지하는 것이 좋다. 회전근개 파열은 찢어진 부위가 자연스럽게 아물도록 치료해야 하므로, DNA 주사나 콜라겐 주사 같은 조직 재생 주사와 충격파 치료가 효과적이다. 또한, 가벼운 도수치료나 운동치료도 회복에 도움이 될 수 있다.

일부 환자는 빠른 회복을 기대하며 스테로이드 주사(일명 '뼈주사') 처방을 원하기도 한다. 스테로이드 주사는 즉각적인 통증 완화 효과가 있지만, 수주 후 통증이 재발할 가능성이 높고 장기적으로 조직이 약해질 수 있으므로 자주 맞는 것은 바람직하지 않다.

어깨 통증 완화에 있어 운동도 중요한 역할을 한다. 어깨 재활 운동은 크게 '스트레칭 운동(어깨를 부드럽게 함)'과 '근력 강화 운동(어깨 주변 근육을 튼튼하게 함)'으로 나뉘는데, 상태에 따라 적절한 운동을 선택하는 것이 중요하다.

예를 들어, 스트레칭은 오십견 치료에 효과적이지만, 회전근개 파열 환자가 무리하게 하면 찢어진 힘줄이 자극을 받아 파열 부위가 더 커질 수 있다. 따라서 회전근개 파열이 있는 경우 근력 강화 운동이 필요하나, 충분한 치료로 통증이 완화된 후에 시작하는 것이 바람직하다. 초기에는 어깨를 움직이지 않은 상태에서 힘을 주는 등척성 운동부터 시행하는 것이 좋다.

또한, 일상생활에서 바른 자세를 유지하는 것도 중요하다. 컴퓨터나 스마트폰을 사용할 때는 어깨를 펴고 턱을 살짝 당겨 귀와 어깨가 일직선이 되도록 한다.(115쪽 참고) 어깨가 구부정하면 관절의 정렬이 흐트러져 힘줄 손상이 쉽게 발생할 수 있다. 무거운 물건을 들 때에는 두 손을 함께 사용하고, 최대한 몸 가까이 붙여 들어야 어깨 부담을 줄일 수 있다.(50쪽 참고) 또한, 선반에 있는 물건을 꺼낼 때는 팔을 지나치게 들어 올리기보다 의자를 이용하는 것이 바람직하다.

두 질환 외에도 어깨를 지속적으로 괴롭히는 통증으로 석회성 건염을 꼽을 수 있다. 석회성 건염은 주로 어깨 관절 앞부분에서 시작되어 팔 아래로 내려가거나 목으로 뻗치는 날카롭고 찢어질 듯한 통증을 유발한다. 증상으로는 어깨 부위를 누를 때 통증이 느껴지고, 팔을 앞이나 옆으로 들어 올리기 힘들거나, 야간에 통증이 심해져 숙면이 어려운 것 등이 있다. 특히 중년층에서는 회전근개 힘줄의 건염이나 파열과 동반되어 나타날 수 있으니 주의가 필요하다.

석회성 건염

어깨를 다친 적이 없음에도 팔이 부러진 듯한 극심한 통증이 갑자기 발생하거나 어깨 관절의 움직임이 제한된다면, 석회성 건염을 의심해 볼 필요가 있다.

석회성 건염은 체내에서 떠돌던 칼슘 성분이 어깨 힘줄에 쌓여 단단한 석회질(돌 같은 물질)로 변하는 질환이다.

정확한 원인은 밝혀지지 않았지만, 회전근개의 퇴행성 변화, 어깨 과사용으로 인한 힘줄 손상, 혈액순환 장애로 인한 석회 침착, 체내 칼슘 물질의 축적 등 다양한 원인이 작용할 수 있다.

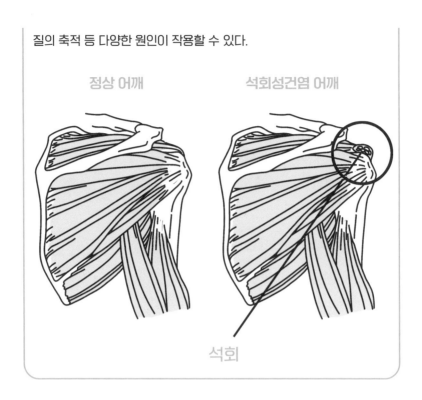

정상 어깨　　　　　석회성건염 어깨

석회

　　　석회성 건염은 빠른 치료를 통해 어깨의 활동성을 회복하는 것
이 중요하다. 초기에는 주사 및 약물치료, 재활 물리치료, 체외충격
파 치료 등 비수술적 요법으로 증상을 완화할 수 있다. 그중 체외충
격파 치료는 석회성 물질을 파쇄할 뿐만 아니라, 힘줄의 혈류를 증
가시켜 석회의 분해를 돕는 효과가 있어 가장 많이 사용된다. 수술
적 치료가 필요한 경우, 3밀리미터 초소형 관절내시경을 이용한 석
회 제거술 등을 시행할 수 있다. 만약 증상을 방치하거나 제때 치료
받지 않으면, 힘줄 조직의 손상이 확산되어 오십견뿐만 아니라 만
성 통증으로 이어질 수 있음을 유념해야 한다.

주사 치료의 종류와 특징

① DNA 주사(PDRN 주사)

연어에서 추출한 DNA 성분을 원료로 하는 주사로, 혈관 및 세포 재생 효과가 뛰어나며 만성 통증 완화와 상처 회복에도 도움을 준다.
무릎 관절을 비롯해 어깨, 발목 등 다양한 관절 부위에 사용되며, 피부 재생 치료에도 활용된다.

② 콜라겐 주사

조직 재생 주사의 일종으로, 손상된 부위에 콜라겐을 직접 주입하여 체내 콜라겐 합성 능력을 향상시키고 손상 부위 회복과 염증 감소를 돕는다. 특히 부분 파열된 힘줄을 재생시켜 완전 파열로 진행되는 것을 막아 수술이 필요하지 않도록 하는 효과가 있다. 어깨 회전근개 부분 파열, 무릎 및 발목 등의 치료에 주로 사용된다.

③ 프롤로 주사

손상된 부위에 고농도의 포도당 용액을 주입하여 인위적으로 염증 반응을 유도함으로써 신체가 스스로 재생하도록 촉진하는 주사이다. 염증 반응이 발생하면 혈액순환이 증가하고 세포 증식이 활성화되면서 회복 과정이 가속화된다. 특히 손상된 인대나 힘줄을 강화하는 데 효과적이며, 관절 통증 완화에도 도움이 된다.

④ PRP 주사(자가 혈장 주사)

자신의 혈액을 원심분리하여 혈장 성분을 분리한 뒤, 손상된 부위에 재주입하는 치료법이다. 혈장에는 성장인자와 줄기세포 성분이 풍부하여 조직 재생을 촉진하는 효과가 있다.
우리나라에서는 근골격계 치료 중 팔꿈치 통증(테니스 엘보)과 무릎 관절염 치료에 한해 신의료기술로 인정받고 있다.

⑤ TPI 주사(통증 유발점 주사)

뭉친 근육이나 통증이 발생하는 지점에 직접 약물을 주입하여 근육과 근막의 통증을 완화하는 주사이다. 주입되는 약물은 생리식염수, 국소 마취제, 스테로이드 등이며, 목, 어깨, 손목, 등, 종아리, 발목 등 근육과 근막에서 발생하는 통증 치료에 사용된다.

⑥ 연골 주사

무릎 관절의 윤활유 역할을 하는 주사로, 히알루론산을 주성분으로 한다. 히알루론산 성분은 관절을 부드럽게 움직이도록 돕고, 연골을 보호하여 마모를 방지하며 통증을 감소시키는 효과가 있다.

특히 초기 퇴행성 관절염 환자에게 주로 사용된다.

⑦ 스테로이드 주사(뼈주사)

강력한 항염증 효과를 가진 주사로, 단기간 내에 통증을 줄이고 염증을 완화하는 데 효과적이다. 그러나 남용 시 관절 조직 파괴, 골다공증 등의 심각한 부작용이 발생할 수 있으며, 당뇨 환자의 경우 혈당 수치 상승 위험이 있어 주의가 필요하다.

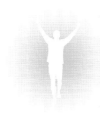

통증 3 무릎, 걸을 수 있을 때 관리해야 한다

무릎 통증은 일상생활에 큰 불편을 초래한다. 붓기와 함께 통증이 지속되며, 날씨가 흐리면 시리거나 저린 증상이 심해져 걷기가 더욱 어려워진다. 만약 정상적으로 걷지 못하게 되면 근력이 약화되고 면역력 저하로까지 이어질 수 있어, 삶의 질이 급격히 떨어질 수 있다.

무릎 관절은 뼈, 인대, 연골 등 다양한 구조물이 유기적으로 연결된 정교한 집합체다. 이처럼 복잡한 구조를 가진 만큼, 무릎은 손상이 잦은 부위이기도 하다. 또한, 노화, 잘못된 자세, 운동 중 부상, 과체중이나 비만으로 인한 부담 등 손상 원인도 다양하다.

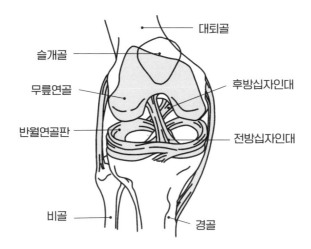

대퇴골

슬개골

무릎연골

반월연골판

후방십자인대

전방십자인대

비골

경골

50대 중반의 조모 씨는 평소 운동을 하지 않다가 체중 증가로 인해 헬스클럽에 등록하고 등산도 시작했다. 40대 초반까지만 해도 70~72킬로그램을 유지하던 체중이 80킬로그램 후반까지 늘어난 탓이었다. 운동 부족과 잦은 야식이 원인이었다. 그는 러닝머신과 계단 오르기를 꾸준히 하며 체중 감량을 시도했고, 무릎에 물이 차고 통증이 생겨도 운동을 멈추지 않았다.

그러던 어느 날, 다리에 힘이 빠지고 걷기가 어려워졌고, 검사 결과 무릎 관절염과 인대 손상이 심각한 상태였다. 조 씨의 상태를 악화시킨 주요 원인은 과체중, 통증을 무시한 운동 지속, 그리고 잘못된 운동 선택이었다.

무릎은 신체 관절 중에서도 체중에 의한 하중을 가장 많이 받는 부위로, 체중이 1킬로그램 증가할 때마다 무릎에 가해지는 부담은 3킬로그램 이상 증가한다. 따라서 관절에 무리가 가지 않는 운동을 선택하는 것이 중요하다.

조 씨의 경우, 러닝머신보다는 실내 자전거, 등산보다는 평지 걷기가 적합했으나, 자신의 상태를 고려하지 않은 운동이 결국 무릎 건강을 악화시켰다.

사례 2. 가벼운 외상으로 지나칠 수 있는 연골 손상

50대 가정주부 이모 씨는 집 욕실에서 미끄러져 무릎을 바닥에 세게 부딪쳤다. 당시에는 2~3시간 정도 통증이 있다가 사라져 큰 문제가 없다고 생각했다.

그러나 며칠 후, 아파트 승강기가 고장 나 12층까지 계단을 오르면서 무릎에 지속적인 통증이 발생했다. MRI 검사 결과, 무릎 관절 연골이 골절된 상태였다. 이 씨는 넘어진 순간 받은 충격으로 연골이 손상되었지만, 신경 조직이 적어 통증을 느끼지 못하고 방치했던 것이다. 그 후 계단을 오르는 과정에서 증상이 악화되며 연골 손상이 드러났다.

연골 손상은 초기에 발견해 치료하지 않으면 퇴행성 관절염으로 이어지므로 사소한 외상에도 신속한 검사와 치료가 필요하다.

사례 3. 스포츠 활동 중 발생한 반월연골판 파열

40대 초반의 정모 씨는 테니스 동호회에서 활동 중이었다.

주말 복식 경기 중 빠르게 방향을 전환하다가 무릎에 찌릿한 통증을 느꼈다. 처음에는 뛰는 것이 불편했지만 걸을 수 있었기에 그냥 지나쳤다. 그러나 시간이 지날수록 무릎이 점점 부어오르고 뻣뻣해지며, 뻐근한 통증이 심해졌다. 정밀검사 결과, 반월연골판이 찢어진 상태였다. 이는 체중이 실린 상태에서 무릎이 비틀리면서 발생한 파열이었다.

반월연골판 손상을 방치하면 파열된 연골 조각이 뼈 사이에 끼어 무릎을 구부리거나 펼 수 없게 될 수도 있다. 또한, 관절 연골 손상으로 인해 퇴행성 관절염으로 진행될 위험이 크므로 적극적인 치료가 필요하다.

무릎 건강을 위협하는
나쁜 자세

① 쪼그려 앉는 자세

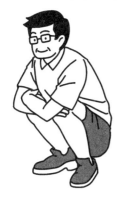

무릎 건강을 위협하는 최악의 자세다. 쪼그려 앉아 장시간 작업하는 자세는 무릎 건강에 치명적인 영향을 미칠 수 있다. 이 자세를 취하면 무릎이 140도 이상 접히면서 연골에 극심한 부담이 가해진다.

특히, 무릎 연골에는 체중의 8~9배에 해당하는 압력이 집중되어 심한 통증을 유발할 수 있다. 이로 인해 연골이 손상될 위험이 높아지고, 장기적으로는 퇴행성 관절염 발병 가능성이 증가한다.

② 무릎을 꿇는 자세

무릎을 자주 꿇는 자세는 관절을 지탱하는 인대를 긴장시키고, 무릎 내부 압력을 증가시킨다. 특히, 무릎 뚜껑뼈로 불리는 슬개골 앞쪽에는 점액낭이 위치하는데, 점액낭은 뼈와 뼈 사이를 부드럽게 하고 충격을 완화하는 역할을 한다. 그러나 무릎을 꿇은 채 걸레질을 하거나 반복적으로 압박을 가하면, 슬개골과 점액낭이 눌리면서 염증은 물론 관절염도 발생할 수 있다.

③ 다리 꼬고 앉는 자세

의자에 앉을 때 다리를 습관적으로 꼬는 자세는 체중이 한쪽으로 쏠리면서 무릎에 과도한 압력과 스트레스를 가한다. 또한, 골반이 틀어지면서 몸의 균형이 무너지고 자세 불균형을 초래할 수 있다. 양쪽 다리에 고르게 분산되어야 할 체중이 한쪽에 집중되면 무릎 연골에도 부담을 주어 손상 위험을 높인다.

④ 굽이 높은 신발을 신고 장시간 서서 일하는 자세

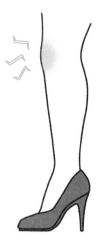

몸의 체중이 고스란히 무릎 앞쪽에 가중된다.

같은 자세로 장시간 서서 일하면 무릎 관절과 주변 조직이 뻣뻣해지고, 체중이 고스란히 무릎으로 전달되고, 무릎이 구부러지는 경향이 생기며 연골에 부담을 준다. 이로 인해 통증이 발생하는데, 대부분 무릎 앞쪽에서 통증을 느끼게 되며, 이는 슬개골 연골이 약해져 생기는 연골연화증이 원인일 수 있다.

무릎 관절염,
이렇게 온다

무릎 관절염은 무릎 통증을 대표하는 질환으로, 무릎을 보호하는 연골이 닳으면서 발생하는 만성 질환이다. 심해지면 연골뿐만 아니라 뼈까지 손상시킬 수 있다.

무릎에는 두 가지 연골이 있다. 뼈를 감싸고 있는 관절연골과, 뼈와 뼈 사이에서 완충 역할을 하는 반달 모양의 반월연골판이다. 이 중 관절연골이 손상되면서 발생하는 것이 관절염이다.

퇴행성 관절염의 대표적인 증상은 무릎 통증과 붓기이며, 증상이 심해지면 관절의 움직임이 제한되고 변형까지 진행될 수 있다.

무릎 관절염 증상
▶ 무릎이 두꺼워지고 휘기도 한다.
▶ 뛰는 것은 물론 걷는 것도 힘들다.
▶ 앉았다 일어날 때 무릎이 아프다.
▶ 일주일 넘게 무릎이 붓기도 한다.
▶ 운동할 때 무릎에서 소리가 나고, 무릎 안쪽이 아프다.

관절염의 주된 원인은 무릎을 과도하게 사용하면서 연골이 닳는 것이다. 쪼그리고 앉기, 계단 오르내리기, 앉았다 일어서기, 무릎을 비트는 동작 등이 반복될수록 관절연골이 점차 닳아 관절염으로 발전할 가능성이 높아진다.

또한, 무릎을 삐끗하는 등의 관절 손상을 방치하면 조직이 약해져 관절염이 더욱 쉽게 발생할 수 있다. 등산을 자주 하거나 과도한 운동을 한 경우에도 마찬가지다. 이러한 관절 손상은 골반의 유연성이 부족하거나 무릎 근력이 약할 때 더욱 쉽게 발생하는데, 근력이 약하면 무릎이 흔들리는 것을 제대로 막아주지 못하기 때문이다.

특히, 여성 환자가 남성보다 압도적으로 많다. 2023년 기준 남성 환자는 약 140만 명이었지만, 여성 환자는 약 277만 명으로 두 배 가까이 많았다. 이는 여성의 관절이 남성보다 구조적으로 약하고, 근력도 더 부족하기 때문이다.

무엇보다 관절염은 단순히 연골만 닳는 것이 아니라, 관절을 이루는 관절낭, 힘줄, 인대 등에도 염증이 생기면서 퇴행성 변화가 진행된다. 염증이 발생하고 가라앉는 과정이 반복되면 조직이 점차 두꺼워지는데, 이를 '활액막염'이라고 한다. 활액막은 무릎 관절 속 윤활액이 들어 있는 주머니로, 관절염이 오래 지속되면 무릎이 두꺼워지는 원인이 된다. 관절염 통증은 연골과 뼈 자체의 통증도 있지만, 실제로는 50퍼센트 이상이 활액막을 포함한 관절 주변 연부조직의 염증에서 기인한다. 따라서 이러한 연부조직을 잘 관리하는 것만으로도 통증을 줄이는 데 큰 도움이 될 수 있다.

무릎관절염의 진행 단계

퇴행성관절염은 연골 손상 정도에 따라 1~4기로 구분된다.

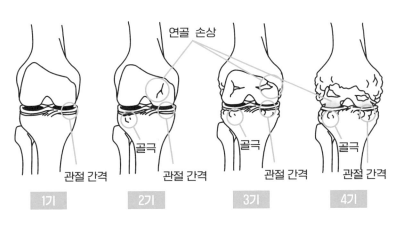

- 1기(초기): 연골에 균열이 생기지만, 관절 간격은 정상에 가깝고 간헐적인 통증이 나타난다.
- 2기(중기): 지속적인 통증과 함께 관절 표면의 변형이 시작된다.
- 3기(중기): 연골 손상이 심해지고 다발성 골극(뼈 돌기)이 형성되며, 증상이 더욱 악화된다.
- 4기(말기): 연골이 거의 닳아 없어지고, 뼈와 뼈가 맞닿아 극심한 통증과 운동 제한이 발생한다.

보통 1기는 초기, 2~3기는 중기, 4기는 말기로 구분된다. 치료는 환자의 나이, 연골 손상 정도, 증상 등을 종합적으로 판단하여 결정한다.

① 초기(1기) 치료

주사 치료, 약물 치료, 물리 치료 등을 통해 통증을 관리하며, 근력 운동을 병행하면 완치도 가능하다.

관절염이 생기면 근육에 힘이 잘 들어가지 않고, 근육이 약해지면 관절 보호 기능도 저하된다. 결국 관절을 잡아주지 못하게 되면 연골 손상이 가속화되는 악순환이 반복된다. 반면, 강한 근력은 관절에 가해지는 충격을 흡수하여 연골 손상을 줄이고, 관절염 진행을 늦추는 역할을 한다.

② 중기(2~3기) 치료

주사 치료, 약물 치료, 물리치료 등 비수술적 치료와 함께 관절내시경을 이용한 수술이 시행될 수 있다. 주사 치료는 히알루론산 주사, PDRN 주사, 콜라겐 주사 등이 있으며 최근 보건복지부 신의료기술로 인정받은 치료법으로는 무릎 자가골수 줄기세포 주사 치료, 혈소판 풍부 자가혈장 주사 치료(PRP 주사)가 있다. 두 치료법 모두 환자의 몸에서 직접 채취한 세포를 이용해 조직 재생을 유도하는 방식이다.

자가골수 줄기세포 치료: 환자의 골반뼈에서 골수를 채취한 후, 원심분리기로 줄기세포 성분을 분리·농축하여 무릎에 주사하는 방법이다. 줄기세포가 함유한 사이토카인과 성장인자가 염증을 줄이고, 관절 기능 개선 및 통증 완화에 도움을 준다.

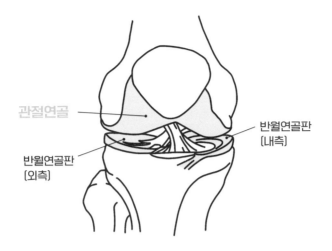

관절연골

반월연골판
[외측]

반월연골판
[내측]

PRP 주사(혈소판 풍부 자가혈장 치료): 환자의 혈액을 원심분리하여 혈장 성분을 추출한 뒤, 손상된 부위에 주사하는 방식이다. 혈장 내 성장인자와 줄기세포 성분이 연골 재생을 촉진하는 역할을 한다.

③ 말기(4기) 치료

인공관절 수술이나 경골의 절골술 등이 있다.

통증이 없어 더 위험한
반월연골판 손상

무릎 연골은 두 개가 있다. 뼈를 감싸고 있는 관절연골, 다른 하나는 뼈와 뼈 사이에 반달모양의 반월연골판이다.

연골은 무릎 관절의 충격을 흡수하고, 관절에 영양을 공급하며 부드럽게 움직이도록 돕는 쿠션 역할을 한다. 특히, 반월연골판(정확한 명칭은 반월상 연골판, 흔히 '연골판'으로 불림)은 무릎 관절 내에서 중요한 완충 역할을 한다.

그러나 체중이 실린 상태에서 무릎을 좌우로 회전하거나 비트는 동작이 반복되면 연골판이 엇갈리면서 찢어질 수 있다. 무릎이 안쪽(내측)으로 돌아가면 내측 연골판이 손상되며, 바깥쪽(외측)으로 돌아가면 외측 연골판이 찢어질 가능성이 높다.

연골은 신경조직이 거의 없어 손상 초기에는 통증을 잘 느끼지 못한다. 그러나 찢어진 부위에 염증이 생기면 통증이 나타나고, 무릎을 자유롭게 움직이기 어려워진다.

반월연골판 손상 증상
▶ 관절 운동이 제한된다.
▶ 무릎에 물이 찰 수 있다
▶ 걸을 때 통증이 생긴다.
▶ 무릎을 구부리거나 계단을 오르내릴 때 통증이 더 심하다.
▶ 무릎이 완전히 펴지지 않는다.

연골은 넘어지거나 충돌 등 외부 충격이 가해지면 손상될 수 있지만, 관절연골보다 반월연골판이 손상될 확률이 더 높다. 반월연골판 손상은 젊은 층에서는 스포츠 손상, 40대 이상에서는 퇴행

나영무의 통증회복력

성 변화로 인해 작은 충격이나 압력에도 찢어지는 경우가 많다.

주요 원인을 살펴보면 등산이나 운동 중 삐끗하는 경우, 무거운 물건을 들고 방향을 틀다가 손상되는 경우 등이 흔하다. 손상이 심하면 붓기가 동반되는데, 이는 연골세포나 주변 조직이 찢어졌다는 신호이므로 통증보다 붓기를 더 신경 써야 한다. 붓기가 있다는 것은 손상이 심각하다는 의미이므로 초기에 적극적인 치료가 필수적이다. 또한, 축구나 농구처럼 방향 전환이 많은 스포츠 선수들도 반월연골판 손상을 자주 겪는다.

실제로, 맨체스터 유나이티드에서 활약했던 박지성 선수도 반월연골판 손상으로 수술을 받은 이후 고질적인 무릎 통증에 시달리다 은퇴했다. 반월연골판이 손상되어 붓기가 있다면, 즉시 냉찜질을 해주고 무릎에 체중이 최대한 실리지 않도록 주의하는 것이 중요하다.

전방 십자인대 파열

① 십자인대의 역할과 손상 원인

십자인대는 무릎 관절의 안정성을 유지하는 중요한 구조물로, 전방 십자인대와 후방 십자인대가 십자 형태로 엇갈려 위치한다.

- **전방 십자인대(ACL):** 정강이가 허벅지로부터 앞으로 밀려나는 것을 방지하고, 발을 딛고 몸이 안쪽으로 회전할 때 무릎이 비틀리는 것을 막는 역할을 한다.
- **후방 십자인대(PCL):** 무릎이 지면에 강하게 부딪히거나 바깥쪽으로 돌아가는 충격을 받을 때 손상되기 쉽다.

· 전방 십자인대 파열은 발을 디딘 채 다리가 안쪽으로 회전할 때, 무릎이 펴진 상태에서 앞쪽으로 꺾일 때 발생할 수 있다.

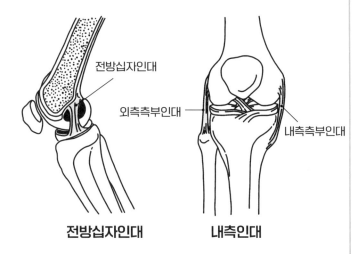

전방십자인대

외측측부인대

내측측부인대

전방십자인대   **내측인대**

② 십자인대 파열의 특징과 증상

· **급성 파열**: '탁' 하는 파열음과 함께 무언가 끊어진 듯한 느낌이 들고, 즉시 통증과 불안정성이 나타남.

· **만성 파열**: 통증이 생겼다가 줄어드는 증상이 반복되며, 염좌(삠)로 착각할 수 있음.

무릎이 붓고, 발을 내디딜 때 무릎이 빠지는 듯한 느낌이 든다면 신속하게 병원을 방문하는 것이 바람직하다. 치료 시기를 놓치면 무릎 관절염으로 발전할 가능성이 높다.

③ 십자인대 파열, 왜 여성에게 더 흔할까?

과거에는 십자인대 파열이 스포츠를 즐기는 남성에게 흔한 질환이었지만, 최근에는 중년 여성에서도 자주 발생하고 있다. 여성의 전방 십자인대는 남성보다 가늘고 약하고 남성보다 근력이 부족해 손상 및 재발 위험이 더 높기 때문이다. 따라서 퇴행성 변화로 인대의 탄력이 떨어져 작은 충격에도 파열될 가능성이 크다.

④ 십자인대 손상의 원인

십자인대 손상은 외부 충격보다는 스스로의 움직임에서 발생하는 경우가 많다. 보통 골반과 고관절의 유연성이 부족할 때, 무릎에 과도한 힘이 가해질 때, 민첩성과 순발력이 떨어질 때, 근육이 피로하거나, 햄스트링 근력이 약할 때 십자인대가 손상된다.

⑤ 치료 방법

완전 파열: 수술이 원칙이며, 수술 후 충분한 재활이 필수적이다. 재활을 소홀히 하면 근력이 현저히 저하되어 운동할 때 위험할 수 있다. 시간이 지나면 다리는 다시 굵어지지만, 근육이 아니라 지방이 차면서 균형이 맞지 않을 수 있다.
부분 파열: 수술 없이 재활을 통해 근육을 강화하고 신경 기능을 회복하면 일상생활을 유지할 수 있다.

⑥ 십자인대 손상, 예방이 최우선!

가장 중요한 예방은 햄스트링 근력의 강화이다. 평소 뒤꿈치를 들고 서는 운동, 레그프레스 등을 하면 좋다. 다음으로 골반과 고관절의 유연성을 확보해야 한다. 골반의 충분한 회전은 무릎에 부담을 적게 주기 때문이다.

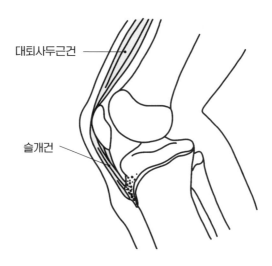

대퇴사두근건

슬개건

많은 사람들이 슬개건염과 연골연화증을 관절염으로 착각하는 경우가 많다. 이 두 질환의 공통점은 무릎 앞쪽에 통증이 발생한다는 것이며, 특히 등산이나 마라톤 등 운동 후에 시큰거리는 통증과 열감이 나타나기도 한다.

① 슬개건염: 무릎 힘줄에 생기는 염증

슬개골은 무릎 관절 전면부에 위치한 둥근 모양의 무릎 뚜껑뼈로, 외부 충격으로부터 관절을 보호하고, 무릎 관절이 원활하게 움직이도록 돕는 역할을 한다. 슬개건(힘줄)은 슬개골과 연결된 구조물로, 여기에 염증이 생기는 것이 슬개건염이다.

슬개건염은 대부분 퇴행성 변화나 외부 충격으로 인한 부분적 파열로 발생하지만, 취미생활이나 운동 중에도 쉽게 발병할 수 있다. 특히 계단을 자주 오르내리거나, 등산을 즐기거나, 단단한 바닥에서 점프하는 등 반복적인 스트레스가 무릎에 가해질 경우, 힘줄에 미세한 파열이 생기고, 시간이 지나면서 염증으로 발전한다.

슬개건 부위를 눌렀을 때 통증이 있다면 슬개건염을 의심해 볼 수 있다. 힘줄은 신경 조직이 거의 없어 초기에는 통증을 잘 느끼지 못하지만, 일정 기간이 지나면서 쉴 때는 아프고, 운동할 때는 통증이 줄어들다가 운동 후 다시 아파지는 증상이 반복된다. 이 과정에서 힘줄이 두꺼워지고, 치료가 어려운 상태로 진행될 수 있어 주의가 필요하다.

② 연골연화증: 약해진 연골로 인해 발생하는 통증

연골연화증은 무릎뼈(슬개골)를 감싸고 있는 관절연골이 약해지거나 말랑말랑해져 충격을 견디지 못하고 손상되는 질환이다. 연골이 약해지는 원인은 다양하지만, 대표적인 원인은 노화이다. 또한, 무리한 운동으로 반복적인 압력이 가해지는 경우, 등산이나 장시간 운전, 계단 또는 비탈길을 지속적으로 걷는 경우, 다리를 자주 꼬고 앉아 골반과 다리 배열이 틀어진 경우, 근육과 인대가 약한 경우, 골절이나 탈구 등의 외상 경험도 연골이 약해지는 원인이 될 수 있다.

연골연화증이 있을 경우 무릎을 구부린 상태에서 체중이 실리면 통증이 발생하며, 무릎을 꿇거나 쪼그려 앉을 때 통증이 더욱 심해진다. 또한, 장시간 앉아 있다가 일어날 때, 계단이나 언덕을 오를 때에도 통증이 나타날 수 있으며, 무릎 관절을 움직일 때 '뚝뚝' 소리가 나는 경우도 있다. 가만히 있을 때는 통증이 없지만, 무릎을 계속 사용하면 붓기가 발생할 수 있다.

연골연화증을 치료하지 않고 방치하면 퇴행성 관절염으로 진행될 위험이 높다. 따라서 초기에 적극적으로 관리하는 것이 중요하다. 연골연화증을 예방하려면 장시간 앉아 있거나 다리를 꼬는 자세, 무릎을 꿇는 자세를 피해야 하며, 운동 전후로 적절한 스트레칭을 실시하고, 근력과 유연성 운동을 꾸준히 해야 한다.

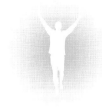

통증 4 목, 작은 긴장이 큰 통증으로 이어진다

목은 머리를 지탱하고, 머리와 가슴을 연결하는 중요한 부위이다. 이곳에는 후두, 식도, 갑상샘 등 여러 필수 기관이 있으며, 이를 보호하고 움직임을 담당하는 작은 근육들이 촘촘하게 분포해 있다. 손가락 굵기 정도의 작은 근육들이 머리와 목, 어깨와 날개뼈를 연결하며 움직임을 만들어 내는 역할을 한다. 하지만 근육이 많은 만큼 통증의 원인도 다양하다.

목 통증은 근육, 인대 및 관절, 디스크 질환으로 나뉘는데, 이 중 근육통이 가장 흔한 원인이다.

사례 1. 나쁜 자세로 인한 근육 긴장과 통증

60대 주부 오모 씨는 남편의 은퇴 후 전원주택에서 생활하며 집안일과 텃밭 관리를 하게 되었다. 서울에 거주할 때보다 고개를 숙이는 시간이 많아졌고, 일이 끝난 후 소파에 누워 TV를 보는 것이 일상이 되었다.

그러던 어느 날 아침, 고개를 돌리다 '뚝' 소리가 나면서 통증이 발생했다. 시간이 지날수록 목을 돌리기 어려울 정도로 통증이 심해졌다.

이는 나쁜 자세로 인해 근육이 긴장하고, 뭉친 상태가 오래 지속되면서 근육이 굳어버린 것이 원인이었다. 근육이 뭉치기 시작할 시점에서 통증이 발생하고, 뭉침이 심해지면 근육이 딱딱해지면서 목을 움직일 때 '뚝' 또는 '딱' 소리가 나는 증상이 나타난다.

사례 2. 잘못된 습관과 갑작스러운 충격으로 인한 목 디스크

40대 후반 회사원 박모 씨는 장시간 구부정한 자세로 업무를 하면서 목이 뻐근하고 근육이 자주 뭉치는 증상을 겪고 있었다. 사무실에서는 오랜 시간 컴퓨터 앞에 앉아 있고, 스마트폰을 고개를 숙인 채 장시간 사용하면서 만성 통증이 심해졌다.

그러던 어느 날, 퇴근길 버스에서 목 받침이 없는 좌석에 앉아 피곤한 상태로 졸고 있던 중, 버스가 급정거하면서 고개가 앞으로 꺾이는 충격을 받았다. 이후 시간이 지나도 통증이 사라지지 않았고, 팔까지 저리는 증상이 나타났다.

검사 결과 목 디스크(경추 추간판 탈출증) 진단을 받았다. 평소 목 건강이 좋지 않은 상태에서 갑작스럽게 강한 힘이 디스크에 가해져 탈출로 이어진 것이다.

목 통증을 부르는
나쁜 자세 ⟡～～～～～～～～～

① 거북이 목처럼 목을 앞으로 뺀 자세

올바른 자세

거북목 자세

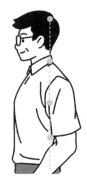 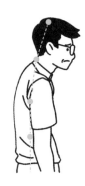

책을 읽거나 컴퓨터를 사용할 때 고개를 앞으로 뺀 자세를 장시간 유지하면 경추의 자연스러운 곡선이 소실될 수 있다. 이로 인해 뒷목과 어깨가 뻐근해지고, 근육이 쉽게 뭉치게 된다.

또한, 이러한 자세는 디스크에 가해지는 압력을 증가시켜 목 디스크로 발전할 위험을 높이며, 척추의 정상적인 곡선까지 변형시킬 수 있다.

② 과도하게 고개를 숙이는 자세

고개를 숙이는 잘못된 자세를 취하면 바른 자세에 비해 목에 가해지는 하중이 네 배 이상 증가한다. 스마트폰을 장시간 사용하며 고개를 숙이면 목 뒤쪽 근육과 인대가 과도하게 늘어나 통증이 발생할 수 있다. 특히, 디스크에 지속적인 스트레스가 가해지면서 목 디스크가 발병할 위험이 높아진다.

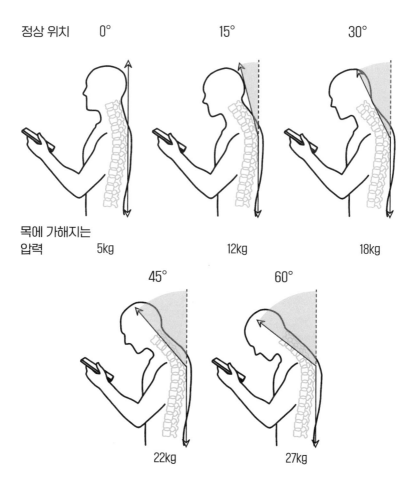

정상 위치   0°   15°   30°

목에 가해지는
압력   5kg   12kg   18kg

45°   60°

22kg   27kg

③ 옆으로 누워 TV 보는 자세

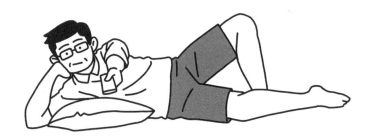

목 척추가 틀어지면 관절에 염증이 생길 수 있으며, 목 주변 근육이 꼬이면서 뭉치고 짧아져 근육통을 유발할 수 있다. 또한, 어깨에 과도한 하중이 실리면서 어깨 관절과 힘줄에도 부담을 주게 된다. 같은 맥락에서 옆으로 자는 습관도 목과 허리 척추의 정렬을 흐트러뜨려 바람직하지 않다.

④ 소파 팔걸이에 목을 기대는 자세

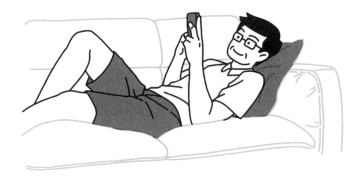

소파 팔걸이에 머리를 기대면 목이 숙여지면서 목 디스크가 탈

출할 위험이 있다. 이는 목을 지탱하는 근육과 인대에 부담을 주기 때문이다. 또한, 목 근육이 스트레스를 받아 긴장성 두통이 유발될 수 있으며, 인대의 통증으로도 이어질 수 있다.

⑤ 턱을 괴는 자세

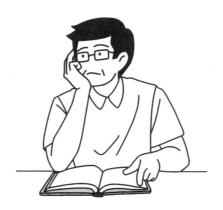

턱을 괴는 자세는 한쪽으로만 압력이 가해져 인대가 휘거나 근육이 손상되어 통증이 발생할 수 있다. 특히, 오랜 시간 반복하면 얼굴의 균형이 무너질 뿐만 아니라 목 척추에 비대칭적인 힘이 가해져 목 디스크로 이어질 위험이 있다. 또한, 상체를 지탱하기 위해 힘을 쓰면서 척추가 휘어질 수도 있다.

목 디스크,
이렇게 온다 ●━〰〰〰〰〰〰〰〰〰〰〰〰

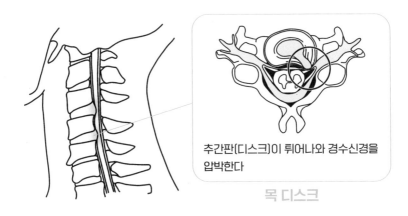

추간판(디스크)이 튀어나와 경수신경을 압박한다

목 디스크

목 디스크는 목 척추뼈(경추) 사이에 있는 추간판(디스크)이 탈출하여 신경을 압박하는 질환이다. 다양한 원인으로 인해 디스크가 압박을 받으면 수분이 감소하고 탄력을 잃게 된다. 그렇게 되면 추간판에 서서히 균열이 생기고, 내부의 수핵이 빠져나와 신경을 누르게 된다.

목 척추는 허리 척추처럼 C자형으로 앞으로 굽어 있는 전만 상태가 정상이다. 그러나 전만이 소실되어 척추가 일자형이 되거나, 반대로 역 C자형(후만)이 되면 디스크가 뒤로 탈출할 위험이 커진다. 디스크가 탈출하면 신경을 압박해 다양한 통증을 유발한다.

목 척추에는 중추신경(척수)과 말초신경(척수신경근)이 있으며, 눌리는 신경에 따라 증상과 치료법이 달라진다.

중추신경인 척수가 압박될 경우, 균형 감각이 상실될 뿐만 아니라 심각한 신경 마비 증상이 나타날 수 있다. 척수는 한 번 손상되면 회복되지 않기 때문에, 정확하게 진단한 후에 신속한 수술이 필수적이다.

말초신경이 압박될 경우, 팔을 올릴 때 힘이 빠지고 손 저림 및 통증이 심해진다. 목 디스크는 주로 말초신경이 영향을 받는 경우가 많으며, 척수 손상과 달리 회복력이 있기 때문에 적절한 치료와 관리를 하면 빠르게 일상으로 복귀할 수 있다.

목 디스크 증상
▶ 뒷목과 어깨 윗부분이 아프다.
▶ 어깨와 팔이 저리면서 통증이 발생한다.
▶ 손에 힘이 약해져 젓가락질 같은 동작이 힘들다.
▶ 두통이 생기기도 한다.
▶ 심한 경우 팔다리에 마비증세가 온다.
▶ 술 취한 사람처럼 몸의 균형을 잡는 것이 어렵다.

목 디스크를 유발하는 근본 원인은 나쁜 자세다. 허리와 마찬가지로 잘못된 자세를 유지하면 근육, 인대, 관절이 틀어지면서 과도한 부담이 가해진다.

바른 자세일 때 머리의 무게는 약 4~5킬로그램이지만, 목과 머리가 앞으로 나오는 거북목 자세를 취하면 머리의 무게가 최대 27킬로그램까지 증가해 목에 큰 부담을 준다. 이에 따라 머리 무게를 지탱하기 위해 근육이 과도하게 긴장하면서 뭉치게 된다.

거북목이 심해지면 디스크가 뒤로 탈출해 결국 목 디스크로 이어질 수 있다. 특히, 요즘 중년층도 10대처럼 스마트폰 사용 시간이 길어지면서 거북목 증후군이 심화되고 있어 각별한 주의가 필요하다. 또한, 거북목은 목 통증뿐만 아니라 어깨와 어깨뼈(견갑골)의 뻐근함을 유발하며, 어깨 관절을 틀어지게 만들어 회전근개염까지 초래할 수 있다.

목 디스크 관리에서 가장 신경 써야 할 상황은 교통사고를 당했을 때다. 추돌이나 충돌 사고가 발생하면 목이 앞뒤 혹은 좌우로 심하게 흔들리면서, 강한 충격이 목 척추에 가해진다. 이로 인해 근육이 갑자기 긴장하고, 관절이 흔들리면서 손상될 가능성이 크며, 심한 경우 뼈에 붙어 있는 인대까지 찢어질 수 있다. 따라서 경미한 교통사고라도 가볍게 넘기지 말고 즉시 상태를 점검하고 관리해야, 후유증이나 합병증으로 고생하는 것을 막을 수 있다.

목 디스크 치료와 관리에서 가장 중요한 것은 바른 자세다. 목은 바른 자세만 유지해도 통증을 절반 이상 줄일 수 있으며, 근육을 이완하면 추가로 통증이 완화되므로 약간의 노력만 기울이면 쉽게 극복할 수 있다. 또한, 목 디스크는 허리에 비해 회복이 빠른 편이므로 꾸준한 관리가 중요하다.

목 건강을 위해서는 허리를 펴고 어깨를 뒤로 가볍게 젖힌 상태에서, 턱을 살짝 당겨 귀와 어깨를 잇는 선이 일직선이 되도록 유지하는 것이 바람직하다.

목 건강을 위한 생활 속 바른 자세
▶ 스마트폰을 사용할 때 가급적 눈높이와 비슷하게 두기
▶ 컴퓨터 모니터는 최대한 높이고 마우스나 키보드는 몸에 가깝게 두기
▶ 의자에 앉을 때에는 날개뼈를 등받침에 바짝 붙이기
▶ 옆으로 혹은 엎드려 자지 않기
▶ 낮은 베개, 목 척추 커브에 맞는 베개 사용하기
▶ 양쪽 어깨는 펴고 주기적으로 스트레칭 하기
▶ 눈과 컴퓨터 거리에 알맞게 안경 도수 조절하기

컴퓨터 작업을 할 때 바른 자세

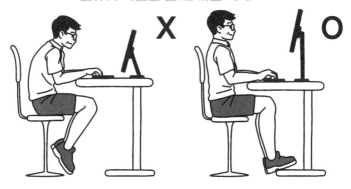

스마트폰을 할 때 바른 자세

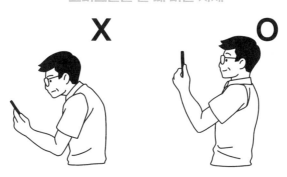

잠잘 때의 바른 자세

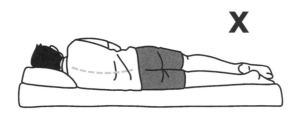

X

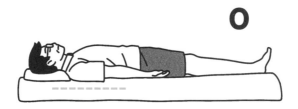

O

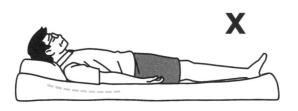

X

목이 아프면 두통이 생기는 이유

목이 아플 때 두통을 느끼는 이유는 상부 경추(2~4번) 디스크가 튀어나와 후두부 신경(뒤통수 피부 아래를 지나는 신경)을 압박하면, 머리 뒤쪽에서 시작된 통증이 눈 부위까지 퍼질 수 있기 때문이다. 또한, 목 통증은 편두통과도 깊은 연관이 있다. 사실 머리 한쪽에서만 나타나는 진성 편두통은 많지 않으며, 긴장성 두통이 대부분을 차지한다.

목의 근육은 머리로 이어지기 때문에 근육이 뭉치면 머리까지 아플 수 있다. 목과 뒷머리가 뻣뻣해지며, 증상이 심하면 얼굴까지 뻣뻣함과 통증이 전해진다. 이러한 통증은 수면을 방해해 쉽게 피로를 유발한다. 잠을 자도 개운하지 않고, 조금만 움직여도 쉽게 피곤함을 느낄 수 있다.

목을 뒤로 젖힐 때 아픈 이유는?

목을 뒤로 젖힐 때 통증이 발생하는 원인은 근육 뭉침뿐만 아니라 목 척추 관절의 충돌 때문일 수도 있다. 목 척추 뒤쪽에 있는 후관절이 부딪히면 염증이 생기고, 점차 관절 뼈가 커지게 된다. 이렇게 비대해진 뼈가 주변 조직을 압박하며, 심한 경우 신경 통로까지 침범해 신경을 눌러 통증을 유발할 수 있다. 이러한 현상을 척추관절염(퇴행성 척추증)이라고 하며, 뼈가 과도하게 자라면 신경 통로를 좁혀 협착증까지 초래할 수 있다.

또한, 엎드려 잔 후 목이 아픈 것도 같은 원인에서 비롯된다. 엎드려 자면 고개가 한쪽으로 틀어지면서 관절에 스트레스가 가해지는데, 이로 인해 목에서 쇄골까지 이어지는 흉쇄유돌근(목빗근)의 한쪽은 짧아지고, 반대쪽은 늘어나게 된다. 결과적으로 짧아진 근육이 고개를 한쪽으로 기울게 하고, 기울어진 쪽의 척추 관절이 서로 부딪히면서 통증이 발생한다.

등이 저리고
쑤시는 이유 ⦿〜〜〜〜〜〜〜〜〜〜〜〜〜〜〜〜〜〜〜〜〜〜〜〜〜〜〜

목뼈에 무리가 가고 틀어지면 등 통증이 발생할 수 있다. 의학적으로 '등'은 목의 끝부분부터 허리가 시작되기 전까지를 의미한다.

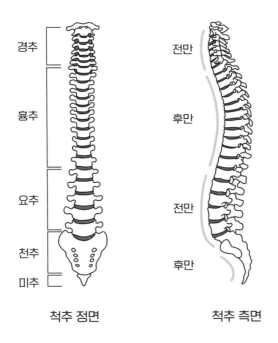

경추
흉추
요추
천추
미추

전만
후만
전만
후만

척추 정면   척추 측면

척추는 일곱 개의 목뼈(경추), 열두 개의 등뼈(흉추), 다섯 개의 허리뼈(요추)로 구성되어 있으며, 옆에서 보면 S자 형태의 곡선을 이루고 있다. 등 부분은 살짝 튀어나온 '후만' 상태이며, 목과 허리 부분은 앞쪽으로 들어간 '전만' 상태를 유지한다.

등 통증의 대표적인 증상으로는 아침에 일어났을 때 등이 무겁고 뻐근하게 느껴지는 것이 있다. 때로는 저리고 쑤시는 느낌이 들거나 몸통을 원활하게 움직이기 어려울 수도 있다. 흔히 '등에 담이 들었다' 또는 '등이 결린다'고 표현하기도 한다. 여기서 '담'은 근육통을 의미하며, 근육과 인대에 염증이 생긴 상태를 가리킨다.

등에 담이 드는 주요 원인은 사용하지 않던 근육을 갑자기 무리하게 사용하거나 잘못된 자세로 인해 근육이 뭉치면서 혈액순환이 원활하지 않기 때문이다. 특히 엎드리거나 옆으로 누워 자는 경우, 장시간 운전하는 경우, 오랜 시간 책상 앞에 앉아 있거나 스마트폰을 사용하는 경우 등 바르지 못한 자세가 원인이 될 수 있다. 또한 몸통을 회전하는 골프, 테니스, 배드민턴, 탁구 등의 운동 후에도 통증이 나타날 수 있다.

잘못된 자세로 인해 신체 균형이 무너지면 근육이 과도하게 긴장하면서 뭉치고, 결국 통증으로 이어진다. 뭉친 근육은 뻣뻣해지며, 이런 상태에서 움직이면 근육 간에 마찰이 발생해 쥐어짜는 듯한 통증을 유발한다. 이 통증은 짧게는 2~3일, 심한 경우 일주일 이상 지속될 수 있다. 또한, 굳은 근육은 뼈의 정렬을 틀어지게 하여 관절 통증을 유발할 수도 있으며, 인대의 균형을 무너뜨려 통증을 악화시키기도 한다. 경우에 따라 목과 어깨, 날개뼈까지 아플 수 있는데, 이는 등의 윗부분이 목·어깨·날개뼈와 연결되어 있기 때문이다.

굽은 등을 방치하면 척추의 퇴행이 가속화되며, 허리디스크나 척추측만증 등으로 발전할 가능성도 있다. 아주 드물지만 척추측만증이 심한 경우, 갈비뼈와 척추뼈 사이의 관절이 틀어지면서 통증을 유발할 수도 있다.

등 근육을
사용하지 않으면

등은 신체에서 가장 많은 근육이 모여 있는 부위지만, 가슴 근육이나 복근과 달리 쉽게 눈에 띄지 않아 일상에서 자주 사용되지 않는다. 이로 인해 근육이 약해지면서 통증이 발생하기 쉽다.

등을 구성하는 주요 근육으로는 승모근, 광배근, 척추기립근이 있다.

승모근: 목·어깨·척추를 연결하는 마름모꼴 근육으로, 팔의 움직임과 척추 안정성에 관여한다.

광배근(활배근): 척추와 허리에서 시작해 팔까지 이어지는 근육으로, 팔을 안으로 모으거나 뒤로 보내는 동작을 돕는다.

척추기립근: 경추부터 골반까지 세로로 뻗어 있으며, 척추를 바로 세우는 역할을 하는 코어 근육이다.

등 근육이 약해지면 목과 허리를 지탱하는 주변 근육도 함께 약해져 통증이 심해질 뿐만 아니라, 거북목이나 디스크 위험도 높아진다. 또한 어깨 통증도 발생할 수 있다.

등 통증의 원인은 대부분 근육 문제이지만, 간혹 내장기관 이상으로 인해 발생할 수도 있어 주의가 필요하다. 등에는 근육뿐만 아니라 갈비뼈와 날개뼈도 있으며, 갈비뼈 내부에는 심장과 폐, 담낭, 췌장 등 주요 장기가 위치해 있다. 심장, 폐, 담낭 같은 내장기관이 좋지 않을 때, 등과 가까운 췌장에 문제가 생길 때, 대상포진 같은 신경의 문제로 인한 연관통증으로 아플 수 있다. 특히 심장 문제는 협심증 또는 심근경색일 수도 있어 반드시 내과적 진찰을 받아야 한다.

등 통증을 해결하는 방법

등 통증을 예방하고 완화하기 위해서는 올바른 자세 유지와 등 근육 강화가 필수적이다.

① 올바른 자세 유지

장시간 서서 일할 경우 허리의 전만 상태를 유지하는 것이 중요하다. 허리는 곧게 펴고 엉덩이를 살짝 뒤로 빼면서 무릎을 약간 구부리는 자세를 취하면 허리에 가는 부담을 줄일 수 있다. 두 손을 뒤로 깍지 끼고 가볍게 뒷짐을 지는 자세도 도움이 된다.

② 스트레칭 및 운동

매 50분마다 가벼운 스트레칭을 통해 긴장된 근육을 풀어주는 것이 바람직하다.

기지개 켜기: 양손을 깍지 끼고 머리 위로 들어 올린 후 기지개를 켜 준다.

어깨 회전 운동: 두 팔을 자연스럽게 늘어뜨린 뒤, 어깨를 앞쪽에서 뒤쪽으로, 뒤쪽에서 앞쪽으로 원을 그리며 돌려준다.

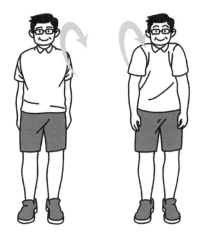

어깨를 앞뒤로 원을 그리며 돌려준다

③ 마사지 및 온열 요법

폼롤러나 마사지 봉을 이용해 근육을 풀어주거나 핫팩 마사지 또는 반신욕을 통해 혈액순환을 촉진하고 통증을 완화할 수 있다.

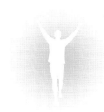

통증5 관절은 작아도 하는 일이 많은 손과 발

우리 신체에서 혹사당하는 대표적인 부위를 꼽는다면 손과 발이다.

손은 노동의 원동력으로, 아침에 눈을 뜬 순간부터 잠들 때까지 끊임없이 사용된다. 발은 신체의 가장 낮은 곳에서 몸을 떠받치며, 걸을 때마다 체중의 약 1.5~3배에 달하는 하중을 견디면서 균형을 유지하고 충격을 흡수하는 역할을 한다. 이처럼 손과 발은 끊임없이 움직이고 사용되기 때문에 중년에 접어들면 통증에서 자유로울 수 없다.

과거에는 집안일이나 스포츠 활동 등이 주요 원인이었지만, 최근에는 디지털 기기의 과사용이 손과 발의 부담을 가중시키고 있다. 스마트폰을 통해 뉴스 검색, 모바일 뱅킹, 쇼핑, 게임, SNS 등을 이용하며 '내 손안의 세상'에 살고 있지만, 이러한 편리함의 이면에는 손과 발 건강을 위협하는 문제도 존재한다.

시리고 저리고 쑤시는
'손목 통증'

60대 가정주부 오모 씨는 스마트폰에 빠져 지내며, 인터넷 검색과 고교 동창들과의 채팅을 즐긴다. 그러던 중 손목에 극심한 통증이 발생해 병원을 찾았고, 검지와 중지, 손바닥의 저림과 화끈거림을 호소했다. 손목을 구부릴 때 증상이 더 심해졌으며, 검사 결과 손목터널증후군으로 진단받았다.

사례 2.

50대 중반의 요양보호사 윤모 씨는 병원과 집에서 손을 쉬지 않고 사용했다. 스트레스를 해소하려고 스마트폰을 자주 사용했지만, 결국 엄지손가락을 움직일 때마다 시큰거리는 통증을 겪게 되었다. 통증은 쉽게 사라지지 않았으며, 원인은 손목 건초염이었다.

손목터널증후군은 손목 인대가 두꺼워지면서 신경을 압박하는 질환이다. 손목 속에는 작은 뼈(수근골)와 인대들이 터널을 형성하고 있으며, 이 터널을 통해 아홉 개의 힘줄과 정중신경이 손으로 연결된다. 터널이 좁아지거나 압력이 증가하면 정중신경이 눌려 저림, 감각 저하, 통증이 발생한다.

손목터널증후군 증상
▶ 엄지, 검지, 중지 및 손바닥 부위가 아프고 화끈거린다.
▶ 찬물에 손을 담그면 심하게 시린 느낌이 든다.
▶ 손목을 구부릴 때 증상이 악화된다.
▶ 밤에 증상이 더 심해진다.
▶ 엄지, 검지, 중지 및 손바닥 부위 감각도 떨어진다.
▶ 심한 경우 손가락의 힘이 약해져 물건을 자주 놓친다.

손목터널증후군

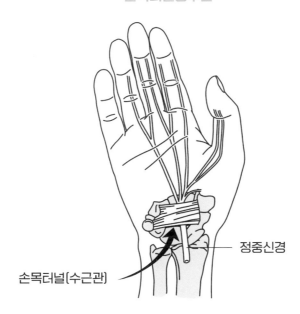

정중신경

손목터널(수근관)

손목터널증후군의 원인은 손목을 과도하게 사용해 힘줄이 붓고 두꺼워지는 데 있다. 또한, 손목을 삔 후 염증세포가 증식하여 신경을 압박하거나, 골절 또는 관절염으로 인해 터널이 좁아지면서 발생할 수도 있다.

손목터널증후군은 팔렌(Phalen) 검사로 진단할 수 있다. 양손의 손등을 맞대고 손목을 아래로 꺾은 상태에서 30초에서 1분간 유지했을 때, 손목과 새끼손가락을 제외한 손가락에 저림이나 통증이 발생하면 손목터널증후군을 의심할 수 있다. 또한, 손목터널증후군은 남성보다 손목 근육과 인대가 약한 여성에게서 더 자주 발생하는 경향이 있다.

팔렌 검사 방법

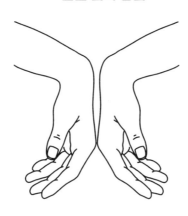

손목건초염은 손목에서 엄지손가락으로 이어지는 힘줄과 이를 둘러싼 건초에 염증이 생기는 질환이다. 힘줄은 근육과 뼈를 연결하는 구조물이며, 건초는 힘줄을 감싸 힘줄이 부드럽게 움직이도

록 돕는 얇은 막이다. 건초에는 신경과 혈관이 비교적 많이 분포하지만, 힘줄은 신경과 혈관이 적어 손상될 경우 회복이 더디다.

손목건초염이 발생하면 주로 엄지손가락이 연결된 손목 부위에 통증이 나타나며, 엄지손가락을 접거나 주먹을 쥔 상태에서 손목을 위아래로 움직일 때 찌릿한 통증이 발생한다.

손목건초염 증상
▶ 엄지손가락을 움직일 때마다 손목 부위에 시큰거리는 통증이 느껴진다.
▶ 엄지손가락이나 손목이 붓고 저린다.
▶ 손목을 돌릴 때 우두둑 하는 소리가 난다.
▶ 엄지손가락과 손목 사이의 오목한 부위를 누르면 통증이 발생한다.
▶ 관절의 움직임이 제한되면서 근력이 약해진다.

손목건초염은 힘줄을 과도하게 사용할 때 주로 발생한다. 다른 힘줄에서도 발생하나 특히 엄지를 움직이는 힘줄에서 자주 생긴다.

손목건초염

1번 손목건초

단무지신근

장무지외전근

힘줄에 장기간 반복적으로 부하가 가해지면 마찰과 압력으로 인해 건초에 염증이 생긴다. 염증이 지속적으로 진행되면 힘줄 내부까지 퍼져 건염으로 발전할 수 있다.

손목건초염은 초기에는 엄지손가락 부근에서 통증과 저림 증상이 나타나며, 점차 손목까지 확대된다. 또한, 엄지손가락이 붓거나 손목 부위에서 무언가 걸리는 듯한 느낌이 들고, 젓가락질이 어렵거나 프라이팬을 뒤집기 힘든 경우라면 손목건초염을 의심해 볼 필요가 있다.

방아쇠수지증후군

스마트폰 과사용으로 인한 손목 통증과 함께 주목해야 할 질환 중 하나가 방아쇠수지증후군이다.

이 질환은 특정 손가락을 반복적으로 사용하면서 염증이 생기고, 이로 인해 통증이 발생하는 것이 특징이다. 손가락을 구부리는 힘줄이 만성 염증으로 인해 붓거나 조직이 두꺼워지면서, 손가락 관절의 도르래 역할을 하는 인대와 부딪혀 '딸각' 소리가 나며 통증이 발생한다.

손가락을 구부릴 때 마치 총의 방아쇠를 당길 때처럼 딸각거리는 느낌이 있어 '방아쇠수지증후군'이라는 이름이 붙었다.

이 질환의 주요 증상으로는 손가락의 붓기와 뻣뻣함, 손가락을 굽혔다 펼 때 잘 펴지지 않다가 통증과 함께 갑자기 펴지는 현상이 있다. 염증을 방치하면 힘줄이 점점 두꺼워지고, 두꺼워진 조직끼리 마찰을 일으켜 지속적인 통증을 유발하게 된다.

팔꿈치 통증

손을 과도하게 사용하면 팔꿈치 통증으로 이어질 수 있다. 이는 손목과 손가락을 구부리거나 펴는 힘줄과 근육이 팔꿈치 안쪽과 바깥쪽에서 시작되기 때문이다. 구체적으로, 손목을 굽히는 근육은 팔꿈치 안쪽에서 시작되며, 손목을 펴는 근육은 팔꿈치 바깥쪽에서 시작되어 손등 방향으로 연결된다.

팔꿈치 통증은 이 근육들이 부착된 힘줄에 염증이 생기는 것에서 비롯된다. 증상이 심해지면 힘줄이 붙어 있는 뼈까지 염증이 퍼지고, 힘줄에 석회(칼슘 성분)가 쌓이면서 딱딱해질 수 있다.

힘줄이 딱딱해지면 탄성이 줄어들어 유연성이 떨어지고, 강한 힘이 갑자기 가해질 경우 엿이 부러지듯 찢어질 위험이 커진다.

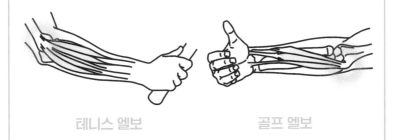

테니스 엘보   골프 엘보

팔꿈치 안쪽이 아프면 골프 엘보, 바깥쪽이 아프면 테니스 엘보로 부르지만 의학적 용어로는 각각 내측상과염, 외측상과염이다.

이 질환들은 테니스, 골프, 배드민턴과 같은 운동으로 인해 발생하기도 하지만, 일상생활에서의 반복적인 손목 사용도 주요 원인이 된다. 예를 들어, 컴퓨터 타이핑이나 마우스 조작, 빨래·설거지·청소 같은 집안일, 무거운 물건을 자주 드는 일 등이 팔꿈치 힘줄에 과도한 부담을 주어 염증을 유발할 수 있다.

따라서 주먹을 쥐거나 물건을 들어 올릴 때 아프거나, 세수나 식사 중에 통증을 느끼거나, 손목을 뒤로 젖힐 때 아프다면 신속하게 검사를 받고 치료하는 것이 중요하다.

팔꿈치 손상은 회복이 더디고 재발 위험이 높기 때문에 초기 치료가 중요하다. 방치하면 만성 통증으로 이어질 수 있으므로 적극적으로 해결해야 한다.

근육통에서 시작되는 팔꿈치 통증은 예방이 가장 중요하다.

· **근육과 힘줄 마사지**: 손가락을 이용해 팔꿈치 안쪽 및 바깥쪽의 근육과 힘줄을 수시로 마사지해 준다.

· **스트레칭**: 통증이 없는 범위에서 팔을 곧게 펴고 30초간 유지하는 스트레칭을 하면 도움이 된다.

· **근력 강화 운동**: 근력이 강할수록 통증 발생 위험이 줄어든다. 평소 아령 운동 등으로 손목과 팔 근육을 강화하면 팔꿈치 손상을 예방할 수 있다.

발이 건강하지 않으면 몸의 밸런스가 깨진다

사례 1. 출퇴근길 부상을 부르는 스마트폰

40대 회사원 이모 씨는 지하철 출퇴근길에 스마트폰으로 동영상 스트리밍 서비스(OTT)를 보는 재미에 빠져 있었다. 그러던 중, 지하철 환승을 위해 계단을 내려가다가 발을 헛디뎌 넘어졌다. 병원에 왔을 때 그의 발목은 심하게 부어 있었다.

사례2. 스마트폰 때문에 발목이 위험하다

50대 가정주부 여모 씨는 마트에 가는 길에 발목을 접질러

한동안 병원 치료를 받았다. 여 씨 역시 스마트폰을 보면서 걷다가 깨진 보도블록을 발견하지 못하고 걸려 넘어졌던 것이다.

보통 길을 걸을 때 우리의 시야각은 120~150도 정도로 사방을 자연스럽게 살필 수 있다. 하지만 스마트폰을 보면서 걷게 되면 시야가 20도 이내로 줄어들어 주변 환경을 인지하는 능력이 떨어지고, 이에 따라 부상과 사고 위험이 커진다.

이 때문에 넘어져서 발목을 삐는 '발목염좌' 부상이 빈번하게 발생한다. 발목은 종아리와 발을 연결하는 관절로, 발목염좌는 발목 관절을 지지하는 인대가 늘어나거나 찢어지고, 발목을 지나는 힘줄이 손상되는 것을 의미한다. 과도하게 발목을 사용하거나, 등산이나 스포츠 활동 등을 하다가 삐거나 접질린 경우가 대부분이다.

발목염좌는 부상의 경중에 따라 1~3도 손상으로 구분한다. 1도는 인대가 약간 늘어나는 경우로 1~2주면 완전 회복이 가능하다. 2도 손상은 인대가 약 30~70퍼센트 정도 찢어지는 것으로 회복에 4~6주 이상 소요된다. 3도 손상은 인대의 완전 파열로 8주 이상의 치료가 필요하다.

앞서 언급한 두 환자 모두 2도 손상을 당했다. 2도 이상에서는 통증과 붓기가 발생하고 후유증도 남게 된다.

발목염좌 증상
▶ 발목이 붓고 아프다.
▶ 발목에 열감이 느껴진다.
▶ 발목을 움직일 때 통증이 심해진다.
▶ 발목이 흔들거리고, 발목의 불안정성이 느껴진다.
▶ 발목을 헛딛는 느낌이 든다.
▶ 체중을 실을 때 통증이 심해진다.

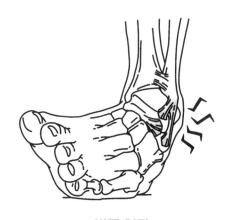

발목 염좌

　발목 염좌는 후유증이 상당하기 때문에 초기에 제대로 치료하는 것이 무엇보다 중요하다. 특히 발목을 삐었을 때 붓기를 빨리 빼지 않으면 그대로 굳어버리고 만성 염증까지 유발할 수 있다. 따라서 발목이 부었을 때는 즉시 냉찜질을 20분씩 하루에 3회 시행하고, 탄력 붕대를 이용해 발끝부터 종아리까지 압박한 후 30분간 감았다가 푸는 과정을 3~4회 반복해 붓기를 신속하게 빼주는 것이 중요하다.

특히 발목을 삐어 인대가 찢어진 경우, 인대가 다시 붙기까지는 충분한 시간이 필요하다. 하지만 많은 사람이 침을 맞거나 얼음 찜질을 한 후 통증이 일시적으로 줄어들면 나은 것으로 착각하는 경우가 많다. 그러나 완전히 회복되지 않은 상태에서 발목을 사용하면 심각한 후유증으로 이어질 가능성이 크다.

발목 염좌의 대표적인 후유증으로는 발목 불안정성이 있다. 인대는 관절을 지탱하고 연결하는 역할을 하는데, 인대가 늘어나거나 찢어지면 관절을 제대로 잡아주지 못해 발목이 불안정해진다. 이로 인해 걷거나 뛸 때 발목이 흔들리는 느낌이 들고, 불안정한 상태가 지속되면서 삔 곳을 다시 삐는 악순환이 반복될 수 있다. 또한 감각 신경 기능 저하로도 연결될 수 있다. 인대와 힘줄에는 위치와 움직임을 감지하는 고유 수용성 감각신경이 존재하는데, 발목을 삐면서 인대와 힘줄이 손상되면 이 신경도 함께 손상될 수 있다. 이 신경이 망가지면 눈을 감았을 때 발목이 어느 정도 구부러졌는지, 어느 정도 회전했는지 제대로 인지하기 어려워지고, 이로 인해 발목을 더 쉽게 다칠 위험이 커진다.

무엇보다 발목 염좌를 방치하면 인대 파열과 발목 불안정증으로 이어질 수 있으며, 더 나아가 연골이 닳아 발목 관절염으로 발전할 가능성도 크다. 이렇게 되면 만성적인 통증과 운동 제한으로 인해 평생 불편함을 겪을 수 있다. 따라서 발목 염좌는 절대 가볍게 여기지 말고, 초기 치료와 재활에 집중해야 한다.

냉찜질이 나을까, 온찜질이 나을까?

찜질은 통증을 완화하고 붓기를 가라앉히는 데 도움을 준다. 하지만 냉찜질과 온찜질의 역할이 다르기 때문에 상황에 맞게 적절히 사용하는 것이 중요하다. 잘못된 방법을 사용하면 오히려 증상을 악화시킬 수 있다. 냉찜질에는 냉각스프레이, 냉패드, 냉압박장비, 냉탕, 냉동치료 등이 있으며, 온찜질에는 핫팩, 적외선 치료, 전기 치료, 온탕 및 사우나 등이 있다.

냉찜질은 운동 직후, 발목을 삐거나 타박상을 입는 등 갑작스러운 부상이 발생했을 때 효과적이다. 축구 국가대표팀 주치의 시절, 태극전사들의 훈련 전 필수 준비물로 응급 치료 장비와 함께 얼음박스를 챙겼던 것도 같은 이유다. 훈련이 끝난 후 냉찜질을 통해 선수들의 피로 회복과 치료를 돕기 위해서였다. 운동을 하면 관절 주변 조직들이 반복적으로 사용되면서 열이 발생하고, 조직 간의 충돌과 마찰로 인해 압력이 증가한다. 이러한 경우 냉찜질을 하면 열을 식혀줄 수 있다. 프로야구에서 투수들이 경기를 마친 후 어깨에 얼음찜질을 하는 것도 같은 맥락이다.

또한, 타박상을 입거나 근육이 손상되었을 때도 우선적으로 냉찜질을 해야 한다. 부상을 입으면 조직이 붓기 마련인데, 이는 염증 반응이 진행되고 있다는 의미다. 냉찜질을 통해 염증을 줄이면 붓기를 신속하게 가라앉힐 수 있다. 냉찜질은 부상 부위에 대한 일시적인 마취 효과가 있으며, 통증을 유발하는 신경에도 작용해 진통 효과를 제공한다. 냉찜질을 할 때는 찜질 부위를 완전히 감싸주고, 최소 15~20분 동안 시행하는 것이 바람직하다. 15분 이내로 너무 짧게 하면 염증 반응이 반사적으로 더 활성화될 수 있으므로 주의해야 한다.

반면, 운동하기 전에는 온찜질이 적절하다. 온찜질은 관절과 근육을 부드럽게 하여 준비운동과 스트레칭을 더욱 원활하게 만들어 주고, 이를 통해 부상을 예방하는 데 도움을 준다. 온찜질은 20~30분 정도가 적당하며, 특히 한 번 다쳤던 근육 부위라면 온찜질을 통해 조직 기능을 유연하게 만들어 주는 것이 좋다. 또한, 부상이나 질병으로 인해 만성적인 통증이 있는 부위에는 온찜질이 효과적이다.

퇴행성 관절염, 요통, 오십견 등 급성기를 지나 만성기에 접어든 부상 부위에 온찜질을 하면 근육의 긴장을 풀어주고 통증을 줄이는 데 도움이 된다. 또한, 만성적으로 굳어 있는 근육이나 관절 부위에도 효과적이다. 하지만, 부상 부위에 열이 나거나 붓기가 있는 경우 온찜질을 하면 병세가 악화될 수 있으므로 반드시 피해야 한다.

부상이나 통증이 없다면 운동 후 냉찜질과 온찜질을 병행하는 것이 피로 회복에 가장 좋은 방법이다. 냉찜질은 혈관을 수축시키고, 온찜질은 혈관을 확장시키는 작용을 한다. 따라서 냉찜질과 온찜질을 번갈아 하면 혈액순환이 촉진되면서 피로가 빠르게 풀린다. 이는 목욕탕에서 냉탕과 온탕을 번갈아 오가는 것과 같은 원리다. 찬물로 관절 부위를 시원하게 한 후 온탕에서 긴장된 근육을 풀어주면, 몸에 쌓인 피로가 자연스럽게 사라지는 효과를 얻을 수 있다.

이럴 땐 냉찜질
▶ 근육 손상이나 근육통이 있을 때
▶ 타박상을 입었을 때
▶ 인대가 늘어났을 때
▶ 발목을 삐거나 접질렸을 때
▶ 갑작스런 손상으로 붓기가 발생했을 때

이럴 땐 온찜질
▶ 퇴행성관절염
▶ 오십견이나 요통 등 만성 통증이 있는 부위
▶ 딱딱하게 굳은 근육 부위가 있을 때
▶ 부상 후 냉찜질로 붓기를 빼고 난 뒤

발 건강을 위협하는
족저근막염과 지간신경종

발목염좌 외에 발 건강을 위협하는 질환으로 족저근막염과 지간신경종이 꼽힌다.

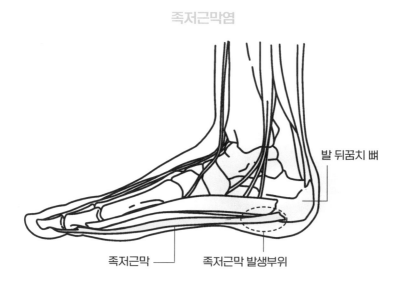

족저근막염

발 뒤꿈치 뼈

족저근막 ── 족저근막 발생부위

족저근막은 발뒤꿈치 뼈에서 발바닥 앞쪽으로 연결된 부채꼴 모양의 두껍고 강한 섬유 띠로, 발바닥 중간에 움푹 파인 부위인 '아치'를 받치는 역할을 한다. 발바닥에 충격과 압력이 반복적으로 가해져 스트레스가 누적되면 근막에 과부하가 걸려 염증이 발생하는데, 이를 족저근막염이라고 한다.

족저근막염의 원인은 다양하다. 오래 서 있거나 많이 걸었을 때, 굽이 낮은 신발을 신었을 때, 체중이 급격히 증가했을 때, 마라톤과 같은 격렬한 운동 후에 발생할 수 있다. 족저근막염은 잠을 자거나 앉아 있을 때처럼 움직이지 않으면 수축된 상태로 있다가, 발을 내딛는 순간 갑자기 늘어나면서 찢기는 듯한 통증을 유발한다. 특히 아침에 일어나 첫발을 디딜 때 통증이 심해 걸음을 쉽게 떼지 못하는 경우가 많다. 또한, 족저근막은 혈액순환이 원활하지 않은 조직이므로 염증이 생기면 회복 속도가 느리다. 완치까지 평균적으로 약 6개월이 걸린다.

한편, 지간신경종은 발바닥에 위치한 다섯 개의 뼈(중족골)와 발가락 사이를 지나는 지간신경에 염증이 발생하는 질환이다. 발바닥에서 발가락으로 이어지는 힘줄이 두꺼워지고 염증이 생겨 심해지면 지간신경종으로 이어진다. 특히 오랜 시간 발로 몸의 하중을 견뎌야 하는 직업군에서 자주 발생할 수 있다.

지간신경종은 발바닥 통증을 유발하는 족저근막염과 혼동되기 쉽지만, 두 질환은 통증의 부위와 증상에서 차이가 있다. 족저근막염은 발뒤꿈치부터 발 중앙까지 통증이 나타나는 반면, 지간신경종은 발바닥 앞쪽, 특히 세 번째와 네 번째 발가락 사이에서 통증이 발생한다. 또한, 족저근막염은 아침에 첫발을 내디딜 때 통증이 가장 심하지만, 걷다 보면 통증이 점차 완화되는 경향이 있다.

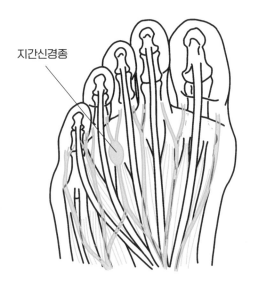

지간신경종

지간신경종은 걸을 때 발바닥 앞쪽에서 찌릿찌릿한 통증이 발생하며, 발가락에 저린 느낌이 동반될 수 있다. 특히, 볼이 좁고 굽이 높은 신발을 신으면 발가락이 과하게 젖혀져 증상이 심해지지만, 신발을 벗고 맨발로 걸으면 통증이 완화되는 경우가 많다.

족저근막염과 지간신경종 모두 발에 가해지는 압력을 최소화하는 것이 중요하며, 약물 치료, 주사 치료, 체외충격파 치료 등이 증상 완화에 도움이 된다. 그러나 제때 치료하지 않고 방치하면 무릎 통증으로까지 이어질 수 있어 각별한 주의가 필요하다.

이러한 발바닥 통증은 아치가 무너지고 있다는 신호일 수 있다. 아치가 내려앉으면 발이 지면에 닿을 때 충격을 제대로 흡수하지 못해 조금만 걸어도 쉽게 피로해지고, 걸음걸이에도 변화가 생긴다.

우리 몸의 치명적 약점,
아킬레스건염

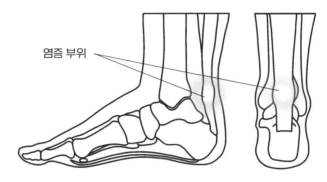

아킬레스 건염

염증 부위

아킬레스건은 발뒤꿈치뼈의 뒤쪽에 위치한 힘줄로, 길이는 약 15센티미터에 이른다. 걷거나 뛰거나 점프할 때 지렛대 역할을 하며, 발목의 움직임을 원활하게 돕는다. '아킬레스'라는 단어는 '치명적인 약점'을 의미하기도 하는데, 이는 그리스 신화에서 유래한 것이다. 신화 속 아킬레스는 강철 같은 몸을 지닌 전사였지만, 유일한 약점이었던 발뒤꿈치를 화살에 맞고 죽음을 맞이했다. 이에 '아킬레스건'은 약점의 상징이 되었다.

아킬레스건은 혈액 공급이 원활하지 않은 부위이기 때문에, 무리한 운동이나 반복적인 충격이 쌓이면 염증과 파열로 이어지기 쉽다. 특히 축구, 농구, 배구처럼 급격한 방향 전환이나 점프 동작이 많은 운동선수들에게 흔히 발생하며, 등산이나 마라톤을 즐기는 일반인들도 예외가 아니다.

아킬레스건 파열은 주로 발뒤꿈치뼈에서 2~6센티미터 위에 위치한 힘줄의 중앙부에서 가장 많이 발생한다. 파열이 일어나면 걷기가 어려워지며, 수술이 까다롭고 회복 속도도 느려 일상생활에 큰 불편을 초래한다. 이러한 파열은 급성 손상으로 발생할 수도 있지만, 대부분은 만성적인 염증과 손상으로 인해 진행된다.

초기에는 힘줄에 통증과 붓기가 나타나면서 미세한 균열이 생긴다. 염증이 오랜 기간 축적되면 조직이 닳아 약해지고, 결국에는 작은 충격에도 힘줄이 끊어질 위험이 커진다. 따라서 부상을 예방하기 위해서는 스트레칭을 통해 아킬레스건의 유연성을 키우는 것이 중요하다.

그러나 무엇보다 확실한 처방전은 '종아리 근육'을 철저히 관리하는 것이다. 아킬레스건은 두 개의 장딴지근과 하나의 가자미근으로 이루어진 종아리 근육과 직접 연결되어 있다. 종아리 근육이 뻐근하거나 긴장된 상태가 지속되면, 아킬레스건 역시 스트레스를 받아 염증이 생기거나 손상을 입을 가능성이 높아진다. 많은 환자들이 아킬레스건염과 종아리 통증을 동시에 경험하는 이유도 이 때문이다. 반대로 종아리 근육이 튼튼하고 탄력이 있으면, 아킬레스건에 가해지는 충격을 흡수해 부상을 예방할 수 있다.

따라서 오랜 시간 서 있거나 많이 걸은 후, 혹은 운동 후에는 종아리 근육을 마사지하고 스트레칭을 해주는 것이 바람직하다. 근육을 충분히 이완시키는 것만으로도 부상 예방 효과를 기대할 수 있다. 또한, 한 발로 30초간 균형 잡고 서 있기, 발뒤꿈치를 들어 올렸다가 내리는 까치발 운동 등으로 종아리 근육을 강화하는 것도 효과적인 예방 방법이다.

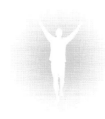

몸을 움직일 때마다
'우두둑' 소리가 난다면

몸을 움직일 때마다 '두둑', '우두둑' 소리가 나는 경험은 누구나 한 번쯤 해봤을 것이다. 그렇다면 이러한 소리가 자주 난다면 건강 이상 신호로 받아들여야 할까?

관절 주변을 둘러싸고 있는 액체 내 기포들이 터지면서 나는 소리는 전혀 문제가 되지 않는다. 관절이 꺾였다가 펴지면서 소리가 나거나, 관절 내 구조물들이 마찰하면서 소리가 발생할 수도 있기 때문이다. 그러나 소리가 날 때마다 통증이 동반되거나 관절이 부어 있다면, 병원을 찾아 적절한 진단과 치료를 받는 것이 바람직하다.

통증이 있다는 것은 염증 반응이 활발하게 일어나고 있음을 의미한다. 관절에서 나는 소리는 뭔가 부딪히는 것이며, 딱딱한 것끼리 맞부딪혀 나는 것이다. 이 딱딱한 조직은 굳은살이나 뭉친 근육으로, 오랜 시간이 지나면서 점차 굳어버린다. 과거에 인대를 다친 경험이 있다면 흉터가 생기면서 조직이 굳을 수 있으며, 힘줄 역시 오랜 염증으로 인해 유착되면서 단단해질 수 있다. 이러한 여러 조직이 서로 마찰되면 염증이 생기고 점점 두꺼워지며, 결국 더욱 단단해져 관절이나 근육에서 소리가 나게 된다.

젊었을 때는 관절에서 소리가 잘 나지 않던 사람도 나이가 들면서 점점 잦아질 수 있다. 이는 노화로 인해 연골이 닳으면서 발생하는 소리다. 또한, 관절을 꺾을 때 '뚝' 소리가 나면서 개운함과 쾌감을 느껴 이를 습관적으로 반복하는 사람들이 많다. 그러나 이는 진공 상태에 있던 관절 압력이 깨지면서 나는 소리일 뿐, 실제로 통증을 해소하는 데에는 도움이 되지 않는다. 오히려 습관적으로 관절을 꺾으면 관절 마디가 마모되어 각종 퇴행성 질환을 유발할 수 있음을 유념해야 한다.

관절 건강을 위해서는 관절을 꺾는 습관을 피하고, 대신 따뜻한 찜질이나 부드러운 마사지, 스트레칭을 생활화하는 것이 좋다. 우리 몸에서 소리가 잘 나는 부위로는 뒷목(고개를 돌릴 때), 어깨, 골반, 무릎, 발목 등이 있다.

뒷목에서 소리가
난다면

아침에 일어나 목을 좌우로 돌리면 '두둑' 소리가 날 때가 있다. 목 뼈가 제자리로 돌아가는 느낌과 함께 일시적인 개운함을 주기도 하지만, 그 효과는 길어야 5분을 넘기지 못한다. 문제는 이러한 습관이 반복되면 오히려 목 건강에 해를 끼칠 수 있다는 점이다.

목을 돌릴 때 소리가 나는 주요 원인 중 하나는 '거북목 증후군'이다. 거북목이 되면 목 주변의 근육과 인대가 점차 뻣뻣하게 굳고, 이로 인해 고개를 돌릴 때 소리가 나는 원인이 된다. 인대는 뼈와 뼈를 연결하는 역할을 하는데, 목 척추의 경우 앞과 뒤뿐만 아니라 척추관절 마디마디에도 인대가 붙어 있다. 이처럼 척추의 뼈를 안정적으로 지지하는 인대가 과도한 스트레스를 받으면, 소리와 함께 통증이 발생할 수 있다.

또한, 목 관절의 튀어나온 부분(골극)에 퇴행성 변화가 진행되면서 뼈의 돌출이 심해질 경우, 신경이 눌려 목을 움직일 때마다 소리가 날 수 있다.

고개를 돌릴 때 소리가 난다면, 무작정 스트레칭을 하기보다 먼저 근육과 인대를 부드럽게 마사지한 후, 목 주변 근육을 강화하는 운동을 병행하는 것이 좋다.

어깨에서 소리가
난다면

노화로 인해 근력이 약해지거나 외상으로 인해 어깨를 다쳤을 경우, 팔을 들어 올리거나 기지개를 펼 때 '뚝뚝', '삐걱삐걱' 하는 소리가 날 수 있다. 이는 단순한 근육 피로에서부터 특정한 어깨 질환까지 다양한 원인에 의해 발생할 수 있다.

어깨에서 소리가 나는 주요 원인 중 하나는 어깨 연골(관절와순) 파열이다. 관절와순은 어깨 관절을 감싸고 있는 연골로, 어깨의 안정성을 유지하는 중요한 역할을 한다. 이 부위가 손상되면 어깨를 돌릴 때 소리가 날 수 있으며, 초기에는 특별한 증상이 없지만 점차 통증이 나타나고, 팔을 특정한 방식으로 움직일 때 반복적인 통증이 발생할 수 있다.

관절와순 파열

이두건

정상
관절와순

파열된
관절와순

관절와

위팔뼈

이두근

두 번째 원인은 어깨 힘줄의 노화로 인한 변화이다. 힘줄이 노화해서 너덜거리거나 찢어지면 표면이 고르지 않게 되어, 어깨를 움직일 때마다 주변 조직과 마찰을 일으키며 소리가 발생할 수 있다.

세 번째 원인은 어깨 힘줄과 견봉(어깨뼈)의 충돌이다. 팔을 위로 올릴 때 힘줄이 견봉과 부딪히면서 소리가 날 수 있으며, 이 과정에서 통증이 동반될 수도 있다.

네 번째 원인은 오십견(동결견)이다. 오십견은 어깨 관절을 감싸고 있는 관절막이 굳어지는 질환으로, 관절막이 살짝 풀릴 때 소리가 날 수 있다.

마지막 원인은 날개뼈(견갑골) 주위 근육의 긴장이다. 날개뼈 주변 근육이 뭉쳐 팽팽해진 근막들이 서로 마찰하면서 소리를 유발할 수 있다.

관절은 움직일 때 간헐적으로 소리가 날 수 있지만, 지속적으로 소리가 난다면 연골 손상 등 어깨 질환을 의심해야 한다. 특히, 어깨를 일부러 꺾어 소리를 내는 것은 일시적인 개운함을 줄 수 있으나, 힘줄이나 근육에 과도한 자극을 주어 손상을 유발할 수 있다. 따라서 이러한 습관은 피하는 것이 좋다.

어깨 건강을 유지하기 위해서는 스트레칭을 통해 날개뼈 주변 근육을 이완시키고 유연성을 확보하는 것이 중요하다.

골반에서 소리가
난다면

골반에서 소리가 나는 사람들도 꽤 많다. 다리를 들었다가 내릴 때, 몸통을 돌릴 때 '뚝뚝' 소리가 나는 경우가 있다. 소리가 나는 주요 부위는 골반 앞쪽, 좌골 부위(엉덩이 뒷부분과 앉을 때 바닥에 닿는 부분), 골반 옆쪽 세 곳이다.

골반 앞쪽에서 나는 소리는 척추에서 골반 앞쪽까지 이어지는 장요근이라는 근육이 골반과 부딪혀 발생한다. 좌식 생활이 길어지거나 장요근을 충분히 사용하지 않으면 근육이 짧아지고 두꺼워져 골반과 충돌하기 때문이다.

좌골 부위에서 나는 소리는 엉덩이 관절 주위의 작은 근육들이 스트레스를 받아 손상되고 두꺼워지면서, 근육들끼리 마찰을 일으켜 발생한다.

골반 옆쪽에서 나는 소리는 중둔근과 대퇴근장막근이 대퇴뼈와 마찰하면서 생긴다. 주로 계단을 오르거나, 앉았다가 일어날 때 소리가 난다.

골반에서 소리가 날 때는 골반의 움직임을 유연하게 해주는 스트레칭과 고관절 내회전·외회전 운동, 근육 마사지를 꾸준히 해주면 도움이 된다.

무릎에서 소리가
난다면

무릎에서 소리가 나는 원인은 어깨와 마찬가지로 관절 내 구조물들의 마찰 때문이다. 대부분 인대나 힘줄이 관절면의 뼈, 연골의 모서리, 또는 볼록한 부위와 마찰을 일으키거나 이를 넘어갈 때 소리가 발생한다.

통증과 함께 무릎에서 소리가 나는 원인은 크게 세 가지다.

첫 번째 원인은 퇴행성관절염이다. 연골이 닳아 없어지면 관절을 움직일 때 마치 뼈가 부딪히는 듯한 '딱딱' 소리가 난다. 무릎에 손을 대고 움직여 보면 이 소리를 손으로도 느낄 수 있다.

두 번째 원인은 반월연골판 손상이다. 무릎에서 '삐거덕' 하는 느낌과 함께 걸리는 듯한 소리가 난다면 반월연골판 손상을 의심해 볼 수 있다. 격한 운동이나 노화로 인해 반월연골판이 손상되면, 무릎이 삐걱거리거나 뻑뻑한 느낌이 들고, 계단을 오를 때 다리에 힘이 빠져 갑자기 주저앉는 경우도 발생할 수 있다.

세 번째 원인은 추벽증후군이다. 무릎에서 '끄르륵' 하는 소음과 함께 통증이 느껴진다면 추벽증후군일 가능성이 있다. 이는 무릎 속 연골 측면의 얇은 막(추벽)이 부어 연골면을 손상시키면서 통증과 마찰음을 발생시키는 것이다.

추벽증후군의 원인은 극심한 운동이나 지속적인 체중 압박과 자극이다. 갑자기 체중이 증가하거나, 체중이 실리는 운동을 장시간 하면 발생하기 쉽다.

또한 무릎에서 '사각사각' 소리가 난다면 박리성 골연골염을 의심해야 한다. 이는 연골 아래 뼈가 미세 골절로 인해 괴사하면서, 연골 조각이 떨어져 나가 관절 사이에 끼이면서 발생하는 질환이다. 이로 인해 무릎을 움직일 때 마찰음이 발생한다.

예방을 위해서는 부드러운 마사지와 함께 무릎 및 허벅지 근력 강화 운동이 효과적이다.

발목에서 소리가
난다면

발목의 경우, 연골끼리 부딪칠 때 윤활액이 부족하면 소리가 날 수 있다. 또한, 발목을 접질린 후 주변 인대나 구조물이 원래 자리로 돌아가지 못한 경우에도 소리가 발생할 수 있다.

발목 염좌가 발생하면 복사뼈 부위가 붓고 통증이 나타난다. 이때 치료를 제대로 하지 않으면 발목 인대 건강에 문제를 초래할 수 있다. 또한 손상된 인대를 보호하기 위해 발목의 뼈가 비정상적으로 자라면서 발목충돌증후군이 발생할 수 있다. 발목충돌증후군은 뼈와 뼈가 부딪히면서 충돌을 일으켜 통증과 소음을 유발하는 질환이다.

발목 건강을 지키기 위해서는 스트레칭으로 관절 주변을 부드

럽게 풀어주고, 밴드를 이용한 인대 및 힘줄 강화 운동을 병행하는
것이 좋다.

3장

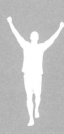

빛나는
인생 후반전을 위한
통증회복력

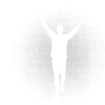

빛나는 인생 후반전을 위한 하프타임

서문에서 언급한 거스 히딩크 감독은 탁월한 전략가이자 심리전의 대가였다. 그는 숱한 어록을 남겼는데, 그중 그의 트레이드마크가 된 말은 "나는 여전히 배고프다(I'm still hungry)."였다. 이 말은 16강 진출을 달성한 후의 소감이었지만, 연장전 승리에 도취되어 자칫 나태해질 수 있는 선수들의 정신을 일깨우는 죽비였다.

또한 그는 목표를 명확히 설정하고, 선수들의 사기를 끌어올리는 데 능한 달변가였다. 개인적으로 가장 인상 깊었던 장면은 한일월드컵을 50일 앞둔 기자회견에서였다. 그는 한국의 16강 진출 가능성을 묻는 질문에 "현재는 50퍼센트다. 앞으로 매일 1퍼센트씩 끌어올리겠다."라는 재치 있는 답변으로 분위기를 휘어잡았다.

그의 뛰어난 상황 대처 능력은 월드컵 본선에서도 빛을 발했다. 특히 그는 전반과 후반 사이, 단 15분의 하프타임을 효과적으로 활용했다. 히딩크에게 15분이라는 하프타임은 단순한 휴식 시간이 아니라, 후반전을 더 나은 경기로 만들기 위한 전략과 전술을 정비하는 시간이었다. 라커룸으로 돌아온 선수들이 물을 마시고 젖은 유니폼을 갈아입으며 숨을 고르면, 그는 우선 "지시한 대로 경기를 잘하고 있다."라며 전반전에 대한 총평을 전했다. 잘한 점과 보완할 점을 언급하되, 절대 선수 누가 잘하고 못하고를 가려서 이야기하지 않았다. 개별 선수의 실수를 지적하기보다 '원팀(One Team)'의 관점에서 장점을 극대화하고 단점을 최소화하는 방식으로 후반 전략을 지시했다. 예를 들면, "이탈리아의 토티는 다혈질이니 끊임없이 달라붙어 짜증 나게 하라.", "수비수들은 공을 잡으면 중앙으로 전진 패스하지 말고 측면을 활용하라.", "반칙을 하면 곧바로 수비 라인으로 내려오는 대신, 한 명이라도 볼 앞에 서서 상대의 빠른 역습을 저지하라." 등과 같이 내용도 세세했다.

또한 그는 선수들의 체력과 컨디션을 점검하며 후반 교체 순서까지 정했다. 그의 이러한 분석력과 대처 능력은 마치 환자의 상태를 면밀히 진단하고 맞춤형 처방을 내리는 명의(名醫)를 연상케 했다. 그 덕분에 다양한 상황을 극복하고 전술 변화에 유기적으로 대응하며 후반에 훨씬 더 강한 팀으로 거듭났다.

이처럼 하프타임은 선수들의 체력관리는 물론 경기의 템포를 조절하고 전술적인 변화를 꾀하는 소중한 시간이다. 백세시대를 향해 나가는 중년에게도 이 같은 하프타임은 절실하다. 그동안 앞만 보고 달려온 전반전을 돌아보고, 보다 빛나는 후반전을 준비하기 위해서다.

중년에 접어들면 몸 곳곳에서 이상 신호가 나타난다. 이때 몸이 보내는 신호에 귀를 기울이고, 체계적으로 건강을 점검하며 대응책을 마련하는 전략적 사고가 필요하다. 진료 시기를 놓쳐 뒤늦게 병원을 찾은 중년들의 대부분은 한결같이 후회를 쏟아낸다. '지금 알고 있는 것을 그때도 알았더라면…… 통증 초기부터 병원을 찾아 치료하고 재활했더라면…….' 통증을 무시하거나 적절히 관리하지 못하면, 중년 이후의 삶은 더욱 힘들어질 수밖에 없다.

50대에 통증 관리를 소홀히 하면, 60~70대에는 관절 건강이 악화되고 연골이 닳아 움직임이 불편해진다. 몸이 아프면 외출이 줄어들고, 활동량이 감소하면 근육이 약해지면서 통증은 더욱 심해지는 악순환에 빠진다. 이로 인해 일상생활이 어려워지고, 심리적으로도 우울감과 스트레스가 쌓이며 결국 삶의 질이 악화될 수도 있다. 그러나 통증을 현명하게 받아들이고 적극적으로 몸을 관리한다면, 건강하고 활기찬 노년을 보낼 수 있다. 이를 위해 중년에 반드시 하프타임을 가져야 한다.

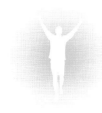

내 몸을 위한
통증회복력

통증이란
무엇인가?

통증은 두 개의 얼굴을 지니고 있다. 하나는 우리 몸을 고통스럽게 하는 존재이며, 다른 하나는 통증을 느낌으로써 몸이 병들어가는 것을 막을 수 있는 신호다. 한마디로 '살아 있다'는 증거다. 통증은 신경이라는 통로를 통해 뇌로 전달되며, 뇌는 이를 '쑤시고, 화끈거리고, 저리고, 당기는' 등의 느낌으로 해석해 내보낸다. 이는 몸의 이상 신호를 감지한 뇌가 신체를 보호하기 위해 내리는 반응이다.

통증은 견디기 힘든 증상이므로 몸의 '위기'이자 건강을 회복할 수 있는 '기회'이기도 하다. 통증이 심하면 움직임이 줄어들고,

일상적인 활동이 제한된다. 오랫동안 아프면 마음까지 지쳐 성격이 예민해지고 우울감이 찾아오기도 한다. 그러나 통증의 발생은 치료가 필요하다는 인체의 신호이며, 더 큰 위험을 미리 방지할 수 있도록 알려주는 유익한 경고음이기도 하다. 통증을 통해 질환이나 조직 손상을 인지할 수 있기에, 치료와 휴식을 통해 내 몸을 지킬 수 있는 것이다.

'설마 나에게 그런 일이 생기겠어?'라는 안일한 생각으로 방치하다가 병이 악화된 뒤에는 후회한들 돌이킬 수 없다. 결국, 몸이 보내는 신호를 무시하지 않고 적절하게 대응하며 적극적으로 해결하려는 자세가 건강하고 행복한 삶을 위한 최선의 모범답안이다.

통증회복력은
통증 혁명

전후반 각각 45분씩 치열하게 싸우는 축구 경기에서 선수들의 부상이 가장 많이 발생하는 시간대는 전반과 후반이 끝나갈 무렵이다. 온 힘을 쏟아내다 보면 피로가 누적되고, 이는 지구력을 떨어뜨려 통증과 부상의 위험을 높이기 때문이다. 운동선수라면 크고 작은 통증을 달고 사는 것이 숙명과도 같다. 통증 관리가 선수들의 플레이와 경기력을 좌우하는 중요한 요소인 이유다.

히딩크 감독은 이러한 사실을 경험적으로 잘 알고 있었다. 그래서 그는 선수들의 통증회복력을 높이는 데 심혈을 기울였다. 통증회복력이란 단순히 통증을 참고 견디는 것이 아니라, 이를 극복하고 정상적인 퍼포먼스를 이어나갈 수 있는 힘, 즉 '통증 대항력'이다. 히딩크는 선수들이 통증을 이겨낼 수 있도록 유연성, 근력, 근지구력, 민첩성, 순발력, 심폐지구력 등 기초 체력을 단련하는 것은 물론, 강도 높은 파워 프로그램을 통해 철저하게 담금질시켰다.

뿐만 아니라, 선수들의 부상과 피로를 꼼꼼하게 관리하는 재활 프로그램을 도입하여 통증이 장기적인 부상으로 이어지지 않도록 했다. 강한 체력과 탄탄한 근육은 통증을 억누를 수 있다. 통증은 염증 반응에서 비롯되는데, 체력과 근육이 강하면 혈액순환이 원활해지고 몸의 자연치유력이 높아져 통증을 줄일 수 있기 때문이다. 예를 들어, 척추를 지탱하는 척추기립근이 강하면 디스크에 가해지는 압력이 줄어들어 무리한 운동이나 외부 충격에도 통증이 덜하다. 반대로 근육과 인대가 약하면 작은 충격에도 쉽게 다치고, 통증뿐만 아니라 척추 질환까지 유발할 수 있다.

히딩크의 장기적이고 효과적인 관리 덕분에 선수들은 경기 중 통증에 덜 민감해졌고, 높은 집중력을 발휘할 수 있었다. 태극전사들은 상대보다 한 발 더 뛰는 악착같은 체력과 근성으로 과거 대회와 달리 후반전과 연장전에서도 강한 면모를 보였다. 이는 통증회복력을 높인 데 대한 달콤한 선물이었다.

체력을 키우는 가장 확실한 방법은 꾸준한 '운동'이다. 운동을 하면 '마이오카인(myokine)', '사이토카인(cytokine)' 등 30여 종의 호르몬 물질이 분비되며, 이는 지방 분해와 동맥경화 예방에 도움을 준다. 또한 운동은 혈액순환을 촉진해 영양분을 몸 구석구석까지 전달하고, 불필요한 노폐물을 몸 밖으로 배출하는 역할을 한다. 나이가 들면 혈압이 올라가는 이유도 근육이 약해져 혈액이 온몸에 골고루 퍼지지 않기 때문이다.

운동은 기초 체력을 길러 근육을 강화하는 데도 중요한 역할을 한다. 근육은 뼈를 지탱하며, 나쁜 자세나 잘못된 동작으로부터 몸을 보호해 부상을 예방한다. 운동할 때 반드시 기억해야 할 단어는 '리셋(reset)'이다. 리셋은 시스템을 초기 상태로 되돌린다는 뜻으로, 이는 몸과 마음 모두에 적용된다.

우리 몸은 정교하게 설계되어 있다. 스위치만 켜고 끄는 단 한 번의 동작으로 작동하는 기계가 아니라, 일정한 준비 과정을 거쳐야 부상 없이 원활하게 움직일 수 있다. 가령, 매일 아침 7시에 출근하던 사람이 갑자기 한 시간 일찍 출근하려 하면 초반에는 힘들고 적응이 어렵지만, 시간이 지나면 몸이 자연스럽게 익숙해지는 것과 같은 이치다. 운동도 마찬가지다. 올바른 자세를 익히고, 유연성을 확보한 후, 유산소 운동과 근력·근지구력 운동을 단계적으로 병행해야 부상을 방지하고 효과를 극대화할 수 있다.

운동으로 체력을 기르는 동시에 마음 건강도 함께 챙겨야 한다. 희망과 긍정적인 태도로 '마음의 근육'을 단련하는 것이다. 몸과 마음은 하나다. 몸이 강하면 마음도 강하고, 마음이 강하면 몸도 강해진다. 지나간 일이나 이미 벌어진 일에 매달려 '고민'하기보다는, 앞으로 어떻게 즐겁고 긍정적인 삶을 살아갈지를 '연구'하는 것이 마음 근육을 키우는 좋은 방법이다.

몸과 마음이 지치면 피로가 누적되고, 이는 면역력 저하로 이어진다. 면역력이 약해지면 통증이 쉽게 찾아온다. 무엇보다 긴장된 근육은 미세한 손상과 경직을 일으키고, 통증 유발 물질의 분비를 촉진해 몸을 더욱 괴롭힌다.

특히 나이가 들수록 통증회복력은 더욱 중요하다. 백세인생의 길목에 들어선 중년이라면 히딩크가 이끌어낸 4강 신화 속 비결을 음미하고 배울 필요가 있다. 지금 중년에게 필요한 것은 인생 후반, 나아가 연장전을 버텨낼 수 있는 체력과 근력으로 다져진 통증회복력이다. 이를 위해 나쁜 자세와 잘못된 생활습관을 과감히 버리고, 자신의 몸에 맞는 체력 관리로 건강한 노년을 준비해야 한다. 이것이야말로 새로운 노년시대를 여는 '통증 혁명'이다.

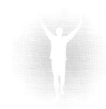

스포츠 선수들은 똑똑하게 아픕니다

스포츠 재활 전문의로 활동하며 지금까지 2만여 명의 운동선수를 만났다. MRI, 초음파, 엑스레이 검사를 보면 그 선수의 인생이 부상에 고스란히 담겨 있다. 그가 어떻게 운동을 해왔는지, 몸을 어떻게 관리했는지를 읽을 수 있다. 운동선수에게 몸은 생명과도 같다. 참는 것을 미덕으로 여기며 몸 관리를 소홀히 한 끝에 조기 은퇴하는 선수들을 볼 때마다 안타까운 마음이 들었다. 반면, 자신의 몸을 아끼며 철저한 관리와 남다른 열정을 쏟은 선수들은 오랜 시간 유니폼을 입고 뛰었다. 이들의 공통점은 기본에 충실하면서도 부상을 바라보는 태도, 재활에 대한 적극적인 의지, 그리고 단점을 장점으로 바꾸려는 부단한 노력을 게을리하지 않았다는 점이다.

위기를 기회로 바꾼
박세리 ●～～～～～～～～～～～～～～～～

박세리 선수는 육상 선수로 운동을 시작한 뒤 열두 살에 골프채를 잡았다. 육상으로 다져진 순발력과 탄력이 좋았지만, 한 가지 고민이 있었다. 몸이 지나치게 유연한 것이 문제였다. 의학적으로 보면 이는 연골 조직 등이 정상 범위를 넘어서는 운동성을 가진 '과가동성(hypermobility)'이다. 언뜻 보면 유연성이 장점처럼 보이지만, 관절의 가동성이 과하면 불필요한 움직임이 많아지고, 그만큼 근육과 연부 조직에 스트레스가 가해져 부상 위험이 높아진다. 골프 선수에게 유연성은 필수적이지만, 근력이 뒷받침되지 않으면 부상으로 이어질 가능성이 크다. 잦은 부상은 훈련과 경기에 대한 집중력을 떨어뜨리며 선수 생명을 위협하게 된다.

위기의 상황에서 박 선수가 선택한 것은 철저한 근력 강화였다. 과가동성으로 인해 불안정한 관절 조직을 근육으로 지탱하기 위해, 매일 새벽 15층 아파트 계단을 다섯 차례 오르내리고, 6킬로미터를 달리며, 웨이트 트레이닝을 병행했다. 이 같은 노력으로 박 선수는 단점을 차근차근 보완해 나갔다.

박세리 선수의 주치의를 맡아 진료할 당시, 완벽한 신체 조건에 감탄을 금치 못했다. 유연성, 근력, 근지구력 등 기초 체력이 탄탄했으며, 특히 허벅지와 엉덩이 근육이 강했다. 골프 선수에게 '근력과 유연성'을 동시에 갖춘 것은 축복이다. 박 선수는 이를 바탕으로 LPGA 투어 통산 25승을 기록하며 명예의 전당에 입회했다.

탁월한 근육 관리의
정석 손흥민 ●〰〰〰〰〰〰〰〰〰〰〰〰

손흥민 선수와 주치의로 인연을 맺은 시점은 2011년 10월, 브라질 월드컵 3차 예선 UAE, 레바논과의 원정 2연전 때였다. 그해 처음 태극마크를 단 그는 대표팀 막내로서 선수들의 사랑방인 의무실을 자주 찾았다. 인사성이 밝고 붙임성이 좋은 성격에다, 몸 관리도 스스로 알아서 척척 잘했다.

당시 19세였던 그의 근육 상태는 또래 국내 선수들과 차원이 달랐다. 부드러우면서도 탄력이 넘쳐 근육의 질이 매우 뛰어난 것이 인상적이었다. 이러한 근육은 부상에 강하고, 만약 다치더라도 회복이 빠른 특징이 있다. 반면, 어릴 때부터 성적을 위해 몸을 혹사하며 경기를 뛰었던 선수들은 근육이 뻣뻣하고, 발목이 흔들리며, 무릎 연골이 손상되어 단명하는 경우가 많았다. 극명한 대조였다.

손흥민의 훌륭한 근육 뒤에는 축구인 출신 아버지가 있었다. 그는 아들에게 골을 넣는 슈팅 훈련보다 드리블과 볼 컨트롤 같은 기본기를 강조했다. 덕분에 그는 어려서부터 관절을 무리하게 사용하지 않고 보호할 수 있었다. 특히, 아버지는 근육 관리에도 남다른 열정을 보였다. 가정 형편이 넉넉지 않았던 시절에도 자동차 기름 값 다음으로 챙긴 것이 마사지 비용이었다. 세심한 근육 관리를 통해 선수가 피로에서 벗어나면 부상 가능성이 낮아지고 좋은 경기력으로 이어진다는 확고한 신념 때문이었다.

손흥민의 대표팀 생활을 보더라도 훈련 전후 스트레칭, 냉찜질, 그리고 마사지로 근육에 쌓인 젖산이나 노폐물을 배출하는 등 좋은 습관을 꾸준히 유지했다. 지금도 토트넘에서 훈련을 마친 후 정리 운동을 하고, 차가운 얼음물에 10여 분간 몸을 담근다. 이는 혈관을 수축시켜 혈류를 감소시키고, 붓기와 염증을 줄여 회복을 돕는 효과가 있다. 그는 '좋은 근육이 좋은 컨디션의 바탕'이라는 사실을 몸소 증명하고 있다.

이가 없으면 잇몸
이상화

이상화 선수는 한국 빙상의 전설이다. 2010년 밴쿠버 금메달, 2014년 소치 금메달, 2018년 평창 은메달 등 동계올림픽 3회 연속 메달을 획득했다. 아시아 선수로는 최초다. 또한, 2013년 미국 솔트레이크시티 월드컵 2차 대회에서 36초 36의 세계 신기록을 세우기도 했다.

'최초'와 '최고'라는 수식어를 달았던 이 선수에게도 고민이 있었다. 2010년 밴쿠버 올림픽 이후, 고질적인 무릎 부상에 시달린 것이다. 무릎 연골 측면의 얇고 부드러운 막인 추벽이 손상되면서 붓고, 물이 차며, 통증을 유발하는 '추벽 증후군'을 앓았다. 특히, 운동을 지속할 경우 추벽이 관절 조직과 부딪혀 심한 통증을 일으켰다.

이때 이 선수가 택한 것은 수술이 아닌 근력 강화였다. 빙상에서 폭발적인 스피드를 내기 위해서는 강한 허벅지 근육이 필수적이기 때문이다. 두껍고 강한 허벅지 근육이 무릎을 지탱하며 충격을 흡수해 주기 때문에, 그는 8킬로미터 산악 코스 사이클, 고중량 스쿼트, 웨이트 트레이닝, 짐볼 운동 등으로 구슬땀을 흘리며 철저히 하체 근력을 키웠다.

그 결과, 이상화 선수의 허벅지 둘레는 60센티미터(23인치)에 달했다. 2014년 소치 올림픽 선수 프로필에서 별명을 '꿀벅지(Ggul Beok Ji)'라고 직접 적을 만큼, 이 선수는 자신의 강한 하체 근육에 자부심을 가졌다.

성실의 아이콘
박지성 ●〜〜〜〜〜〜〜〜〜〜〜〜〜〜

'해버지'라는 별명으로 불리는 박지성은 감독들이 가장 신뢰하는 선수 중 한 명이다. 뛰어난 축구 실력뿐만 아니라, 훈련과 대표팀 생활에서 보여준 남다른 성실함 때문이다. 그는 훈련, 휴식, 식사 시간은 물론 숙소 생활까지 규칙을 정확하게 지키는 선수였다. 그 모습이 퍽 인상적이었다.

그는 모범적인 생활 습관을 가진 선수일수록 부상당할 확률이 적다는 의료계 속설을 증명하는 전형적인 선수다. 특히 상대와 몸싸움을 할 때도 넘어지는 요령을 잘 알고 있다. 보통 선수들은 넘어지면 무릎이 꺾여 부상을 당하지만 박지성은 온몸을 이용해 넘어지면서 충격을 최대한 분산시켜 특정 부위에 무리를 주지 않으려고 노력한다.

또한 성실하게 몸 관리를 하며 실전에서도 평정심을 유지한다. 사실 경기장에 들어간 선수가 집중력이 떨어져 있거나 쉽게 흥분하고 감정을 드러내는 행동을 할 경우 부상 위험에 노출될 확률이 높다. 반면, 박지성은 언제나 침착한 플레이를 유지하며 몸을 보호하는 방법을 터득했다.

그는 부상 후 몸을 관리하는 방식에 있어서도 개념 정립을 할 만큼 철저했다. 일반적으로 선수들이 무릎 연골 부상으로 수술을 받으면 국내에서는 3~5개월 안에 복귀하는 것이 보편적이었다. 그러나 박지성은 재활에 무려 9개월을 투자하며 몸을 완벽하게 만든 후에야 그라운드에 나섰다.

박지성의 성공 뒤에는 뛰어난 실력뿐만 아니라 훌륭한 인성, 엄격한 자기 관리, 그리고 영리한 몸 관리가 있었다. 그는 축구 선수로서 자기 관리를 통해 최고의 퍼포먼스를 유지하는 방법을 몸소 보여준 '성실함의 아이콘'이다.

통증 극복 의지가 남다른
김연아

'피겨 여왕' 김연아 선수는 부상과 통증을 빠르게 회복하는 선수였다. 무엇보다 시원하고 소탈한 성격, 재활 치료에 대한 뛰어난 인내심, 그리고 빨리 회복하려는 적극적이고 강한 의지가 남달랐다.

피겨스케이팅 선수의 특성상, 김연아 선수는 허리, 골반, 발목에 많은 부담을 안고 있었다. 점프 후 착지 과정에서 엉덩방아를 찧으며 척추 골반이 틀어지고, 자세가 망가져 통증을 유발했다. 또한, 오른발로 뛰고 착지도 오른발로 하면서 신체 균형이 깨지는 문제가 발생했다.

김연아 선수는 주어진 재활프로그램을 군소리 없이 쿨하게 소화하고, 상당히 아픈 치료에도 두려움 없이 고통을 잘 참아냈다. 또한 개인 트레이너를 고용해 꾸준히 몸을 관리했고, 몸에 조금이라도 이상이 생기면 미루지 않고 적극적인 자세로 해결에 나섰다.

재활에서 가장 중요한 것은 '회복에 대한 강한 의지'다. 부정적인 생각과 걱정이 가득 차면 면역력이 떨어져 회복이 더디다. 반면 '잘될 거야, 치료 잘 받아 이겨낼 수 있어!'라는 긍정적인 마음가짐은 면역력을 높여 회복 속도를 빠르게 한다. 김연아 선수는 이러한 태도로 누구보다 빠르게 부상을 극복해 냈다.

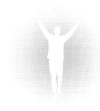

운동선수와 일반인의
재활 속도에 차이가 있는 이유

운동선수나 일반인의 재활 목적은 같다. 부상 전과 같은 몸 상태를 회복해 원래의 자리로 돌아가기 위해서다. 운동선수에게는 경기장 복귀, 일반인에게는 평범한 일상으로의 복귀가 목표다.

재활 프로그램은 다친 부위는 안정을 취하면서 더 이상 손상되지 않도록 관리하면서 부상 부위를 조절된 운동을 통하여 회복시키는 것이다. 그러나 재활 속도 면에서는 차이가 있다. 단순 비교는 어렵지만, 일반적으로 운동선수들의 회복이 더 빠른 편이다.

첫 번째 이유는 근육과 기초 체력의 차이다.

운동선수는 자신의 인생을 오직 운동에 '올인'하며, 경쟁력을 유지하기 위해 강한 근육을 만들고 체력을 꾸준히 키운다. 이러한 기초 체력은 힘든 재활 과정을 견뎌낼 수 있는 바탕이 되어 빠른 회복으로 이어진다.

1998년 프로야구 LG 트윈스에 입단한 포수 조인성은 방콕 아시안게임 야구 대표팀에 선발되었지만, 대회를 앞두고 쇄골 골절 부상을 입어 수술대에 오를 처지에 놓였다. 이는 태극마크를 내려놓아야 한다는 뜻이기도 했다. 절박한 마음으로 재활에 대한 자문을 구하기 위해 내 진료실을 찾아왔고, 나는 부상 부위를 검사하며 그의 어깨 근육을 유심히 살폈다. 어깨를 감싸는 근육이 탄탄하면서도 부드럽고 강했기에, 골절 부위가 예상보다 빨리 붙을 수도 있겠다는 판단이 섰다. 그래서 곧바로 재활을 시작했다. 결과적으로 그는 4주 만에 회복해 방콕 아시안게임에 출전할 수 있었다.

1990년대 후반 안양 LG에서 뛰었던 축구 선수 진순진도 좋은 사례다. 그는 허리 디스크가 터져 축구는 물론 일상생활조차 힘든 상태였다. 하지만 수술 후 꾸준한 재활을 통해 1년 만에 기적적으로 그라운드에 복귀했다. 일반인의 경우라면 1년 내에 회복하는 것이 드물며, 최소 2~3년은 고생해야 할 정도로 심각한 부상이었다. 이러한 회복이 가능했던 이유는 강한 체력과 의지 덕분이었다. 특히 그는 허리 주변을 감싸는 코어 근육이 매우 뛰어났다.

두 번째 이유는 시간을 투자해 공부하고 운동하기 때문이다.

운동선수의 하루 재활 시간은 보통 6~8시간이며, 일반인은 1~2시간 수준이다. 물론 시간이 많다고 무조건 좋은 것은 아니지만, 재활을 위해서는 어느 정도의 시간 투자가 필요하다.

선수들은 부상 부위의 통증과 붓기가 가라앉으면 본격적인 재활에 들어간다. 웜업과 근육 풀기, 관절 가동 범위 확보, 근력 및 근지구력 강화 운동, 신경근조절운동을 진행하며, 추가적으로 상체를 다쳤다면 하체를 보강하고, 하체를 다쳤다면 상체를 보강하는 방식으로 신체의 균형을 유지하는 데 집중한다. 이후 신체 조절 능력이 회복되면 종목에 맞는 기술 동작을 반복하며 복귀 준비를 마친다.

재활도 기술을 연마하는 것만큼이나 공부하고 성실하게 임해야 성공할 수 있다. 대표적인 사례로 이영표를 꼽을 수 있다.

자기 관리의 모범 사례, 이영표

이영표 선수와의 인연은 2000년 시드니 올림픽에서 시작되어, 2002년 한일 월드컵까지 이어졌다. 그는 자신의 몸을 관리하는 데 지극정성이었으며, 부상을 당하면 원인은 물론 치료 방법과 효과적인 재활 계획까지 꼼꼼하게 질문했다.

시드니 올림픽 당시 내측 인대 부상을 입었을 때, 그는 주치의인 나에게 '자신의 부상에 대해 자세히 알고 싶다.'라며 스포츠의학 서적을 빌려가 공부할 만큼 자기 관리가 뛰어났다. 한일 월드컵 조별리그 첫 경기를 사흘 앞두고 진행된 미니게임에서 종아리 부상을 당했을 때도 마찬가지였다. 단순한 타박상으로 여겨졌지만, 정밀 검사 결과 근육 파열로 최소 3주간의 재활이 필요하다는 진단이

나왔다. 대체 선수 발탁까지 고려되었지만, 그는 감독의 신뢰 속에 조별리그 두 경기를 결장한 후 세 번째 경기부터 출전했다. 빠른 회복이 가능했던 이유는 부상 회복에 대한 강한 의지와 재활치료 덕이었는데, 평소 공부하고 몸 관리를 꾸준히 해온 것도 튼튼한 자양분으로 작용했다.

재활은 지도자의
역할 중 하나

여기에 선수를 관리하는 지도자의 역할도 매우 중요하다.

축구는 몸과 몸이 부딪히는 격렬한 스포츠이기에, 선수들은 항상 부상 위험에 노출되어 있다. 부상 후 재활 과정에서 일부 선수들은 '이제 주전에서 밀려난다'는 불안감에 빠져 우울해지기도 한다. 이런 상황에서 훌륭한 심리 치료사는 바로 감독이다. 감독이 꾸준히 관심을 갖고 신뢰를 보여주면, 선수는 심리적 안정을 찾고 회복 속도도 몰라보게 빨라진다.

2002년 당시 이영표에 대한 히딩크의 사랑은 극진했다. 성실한 태도와 강한 승부 근성, 그리고 축구에 대한 이해도가 뛰어나서다. 월드컵 등번호를 정할 때 히딩크가 유일하게 배정한 번호가 있었는데, 히딩크가 네덜란드 선수 시절 달았던 10번이다. 월드컵을 앞두고 과거 자신의 등번호를 이영표에게 줄 만큼 무한신뢰를 보냈다. 심지어 히딩크 감독은 비밀리에 외부 물리치료사를 영입해 이영표를 치료하도록 했다. 이는 베어벡 코치의 친구로, 월드컵을 관람하러 네덜란드에서 온 물리치료사였다. 흡사 지푸라기 잡는 심정으로, 기존 치료 패턴에 다른 치료 패턴을 동원해 변화를 꾀하고자 하는 히딩크의 간절한 마음 때문이었다.

이 사실을 뒤늦게 알게 된 의무팀장과 물리치료사들은 자존심이 상했지만, 히딩크는 "선수를 빨리 낫게 하고 싶어서 그랬다."며 진심 어린 사과를 전했다. 결국 선수 회복과 대의를 위해 조용히 마무리되었지만, 선수에 대한 감독의 애정과 관심이 얼마나 중요한지를 보여주는 사례였다.

재활의 핵심은
조급해하지 않는 것 ●〰〰〰〰〰〰〰

이처럼 운동선수와 일반인들의 재활 속도에는 차이가 존재한다. 하지만 운동선수라고 모두 성공적인 재활의 기쁨을 누리는 것은 아니다. 바로 '조바심'이라는 벽에 막히기 때문이다.

운동선수든 일반인이든 급한 마음에 무리하게 재활 강도를 높이거나, 충분한 회복이 되지 않은 상태에서 조기 복귀했다가 또다시 부상을 입는 경우를 숱하게 보았다.

축구 국가대표를 지낸 A선수는 몸이 좋은 선수였다. 그런데 부상 이후 제대로 회복되지 않은 상태에서 급하게, 무리하게 뛰다가 재발되는 일이 반복되며 몸이 망가졌다. 이로 인해 그는 월드컵 본선무대를 앞두고 하차하는 불운을 당하기도 했다.

반대로, 신중하게 재활에 임한 사례도 있다. 고등학교 축구선수 박모 군은 경기 도중 무릎 연골판을 크게 다쳐 12주 재활 진단을 받았다. 그는 자신의 몸 상태에 맞춘 프로그램을 받아들고 느긋한 마음으로 하루하루 최선을 다했다. 무릎 재활운동 시간, 휴식시간, 영양제 먹는 시간, 보강운동 시간, 책 읽는 시간 등을 세세하게 나눈 뒤 절대 서두르지 않고 자신만의 시간을 정확히 지키며 집중했다. 그 결과 그는 9주 만에 완전 회복 판정을 받고 그라운드로 돌아갔다.

재활은 빨리하는 것보다 안전하게 하는 것이 더 중요하다. 재활은 시간과의 지루한 '줄다리기'이자 자신과 '고독한 싸움'이기 때문이다. 무엇보다 자신만의 루틴을 만들어 철저히 지키는 것이 승리의 열쇠다.

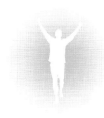

중년을 위한 운동법은
따로 있다

'우유를 마시는 사람보다 우유를 배달하는 사람이 더 건강하다.'는 영국 속담이 있다. 운동의 소중함을 잘 보여주는 말이다. 중년들의 운동에 있어 먼저 알아둘 것은 근육과 근력이다. 중년이 되면 뱃살이 늘고 체력이 이유 없이 떨어지는 이유는 근육이 빠지기 때문이다.

근력은 근육의 힘 또는 그 힘의 지속성을 의미한다. 근력 운동은 근육을 튼튼하게 하고, 뼈 조직을 재형성해 근골격계를 강하게 만든다. 또한, 근육량을 늘려 적절한 체중 유지에 도움을 주고, 근골격계 통증 완화 및 예방 효과도 있다. 반면, 근육이 줄어들면 근력도 급격히 떨어진다.

그러나 근육은 노화의 길을 걷지만, 근력은 늙지 않는다는 차이점이 있다. 근육이 늙는 것은 누구도 피할 수 없지만, 근력을 유지하면 노화에 대비할 수 있다.

근력 운동은 '깨우고, 늘리고, 키우는' 법칙을 따르면 좋다.

첫째, 맨손체조로 몸을 '깨운'다.

둘째, 스트레칭으로 몸을 '늘린'다.

셋째, 근력을 '키운'다.

이 단계대로 운동하는 것이 바람직하다.

스트레칭 원칙 10조
① 아프지 않게 하자. 살짝 아플까 말까 하는 정도는 괜찮다.
② 서서히 한다. 나무늘보처럼.
③ 하나의 동작은 최소 30~60초가 적당하다.
④ 스트레칭 전 준비운동(체조)을 반드시 한다.
⑤ 운동 후에도 가볍게 스트레칭한다.
⑥ 관절이 굳은 경우, 가동성 동작을 한 뒤 스트레칭한다.
⑦ 근육은 마사지 등으로 부드럽게 한 뒤 스트레칭한다.
⑧ 근육과 힘줄은 이어져 있기에 함께 스트레칭한다.
⑨ 운동 전 과도한 스트레칭은 피한다.
⑩ 반동을 주며 하는 것은 효과가 있지만, 부상 위험이 있기에 조심한다.

근육 강화는 엉덩이, 허벅지, 척추, 복근, 날개뼈 주위 근육 등 큰 근육부터 시작해 작은 근육으로 넘어가는 것이 좋다. 또한, 코어 근육에서 바깥 근육 순서로 운동하는 것이 효과적이다. 이는 몸의 중심축을 튼튼히 만들어 흔들리지 않게 하기 위해서다. 몸의 기초

가 부실하면 동작이 제대로 나오지 않고, 몸이 틀어지면서 균형이 무너질 수 있다.

이와 함께 어깨 관절과 무릎 관절을 지탱하는 근육도 신경 써야 한다. 허벅지 근육이 약하면 무릎 관절 사이의 연골이 쉽게 닳아 퇴행성 관절염으로 이어질 수 있다. 무릎 건강을 위해서는 허벅지 앞 근육인 대퇴사두근과 뒷 근육인 햄스트링을 강화하는 것이 필수다.

유산소운동 시에는 운동 강도를 조절하는 것이 중요하다. 운동의 강도는 저강도-중강도-고강도 3단계로 나뉜다.

- **저강도**: 옆 사람과 가볍게 대화를 나눌 수 있는 수준
- **중강도**: 약간 숨이 가쁘며, 이마에 땀이 나는 수준
- **고강도**: 대화하기 어려울 정도로 숨이 찬 수준

예를 들어, 걷기와 실내 자전거 타기는 저강도, 빠르게 걷기는 중강도, 조깅이나 줄넘기는 고강도에 해당한다.

구체적 수치를 보면 저강도는 최대심박수의 64퍼센트 미만, 중강도는 최대 심박수 64~76퍼센트, 고강도는 최대 심박수 76퍼센트 이상이다. 중년의 운동은 당연히 저강도 운동부터 시작해야 한다. 저강도 운동은 부상 위험이 적고, 몸에도 무리를 주지 않아서다.

저강도 운동에 몸이 완전히 적응한 뒤 중강도 운동으로 넘어가고, 여기에 익숙해지면 고강도로 올리는 것이 가장 이상적이다. 그래야 지속성을 유지할 수 있다.

운동 강도별 추천 종목
저강도 운동: 당구, 야구 캐치볼, 걷기, 파크골프, 게이트볼
중강도 운동: 탁구, 요가, 수영, 볼링, 볼룸댄스, 승마, 스크린 골프
고강도 운동: 달리기, 자전거 오르막길 오르기, 줄넘기, 축구, 배드민턴, 에어로빅, 테니스 단식, 암벽 등반

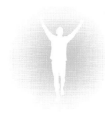

중년의 운동을 위한 십계명

중년의 운동에서 가장 중요한 것은 안전이다. 근육량은 물론 기초대사량과 골밀도가 줄어들고 체지방이 늘어나는 시기이므로 세심한 주의가 필요하다. 과욕을 부리면 부상을 입을 수 있고, 무작정 근력 운동을 하다가 심장에 무리가 갈 수도 있기 때문이다.

안전과 건강을 함께 챙길 수 있는 중년 운동의 원칙을 정리해본다.

① 조금씩 천천히 운동량과 강도를 올리자

예를 들어, 1~2주일 간격으로 10퍼센트씩 서서히 올리거나, 강도를 낮추면서 부상이 있는지 확인하며 운동하는 것이 좋다.

특히, 처음 운동을 하거나 새로운 운동을 시작할 때에는 익숙하지 않은 동작이 몸에 무리를 줄 수 있으므로 적응될 때까지 조심스럽게 하는 것이 바람직하다.

② 기초 체력을 알고 운동하자

기초 체력에는 유연성, 근력, 근지구력, 민첩성, 순발력, 심폐지구력, 균형력, 평형력 등 여러 요소가 있다. 운동할 때는 한 가지 요소만 고려할 것이 아니라, 여러 요소를 균형 있게 신경 써야 한다. 특히, 자신의 체력에 맞게 운동하는 것이 중요하다. 체력이 5인데 8만큼의 운동을 하면 몸에 무리가 가고, 부상으로 이어질 수 있다.

③ 가장 신경 써야 할 기초 체력은 유연성

아무리 다른 체력이 좋아도 유연성이 부족하면 모래 위에 집을 짓는 것과 같다. 유연성이 떨어지면 관절 움직임이 제한되어 근육이 찢어지거나, 힘줄 또는 인대가 늘어나 부상으로 이어질 가능성이 크다.

유연성을 유지하려면 근육을 잘 풀어 뻣뻣하지 않도록 하는 것이 중요하다. 운동 전에는 마사지나 폼롤러 등을 이용해 근육을 이완하고, 가벼운 체조 후 스트레칭을 하는 것이 바람직하다. 운동이 끝난 후에도 정리 운동과 스트레칭을 통해 근육을 풀어주는 것이 좋다. 10분 이상의 워밍업은 컨디션을 올려주고, 정리 운동은 몸속 노폐물 배출을 돕는다.

유연성을 위한 두 가지 조건: 신전성과 가동성

유연성이 부족하면 기초 체력이 제대로 형성되지 않을 뿐만 아니라, 운동 중 부상 위험이 커지고 운동 효과도 떨어진다. 중년 대부분은 유연성이 부족하다. 나이가 들면서 신체 노화를 피할 수 없고, 장시간 컴퓨터와 스마트폰을 사용하거나 업무 스트레스로 몸이 긴장하기 때문이다.

그렇다면 무엇이 유연해야 할까? 근육뿐만 아니라 인대·힘줄·관절도 유연해야 한다. 우리 몸의 움직임은 근육의 수축을 통해 관절이 움직이면서 발생한다. 즉, 관절을 움직이는 것은 근육과 힘줄, 관절을 잡아주는 것은 인대이므로 이 모든 요소가 밀접하게 연결되어 있다.

유연성을 높이기 위해 가장 먼저 떠올리는 것이 스트레칭이다. 하지만 스트레칭만으로는 부족하다. 진정한 유연성을 갖추려면 신전성(Extensibility)과 가동성(Mobility)이라는 두 가지 요소가 필요하다.

· **신전성**: 근육이나 힘줄이 늘어나는 성질
· **가동성**: 관절이 움직일 수 있는 범위

신전성이 부족해 근육과 힘줄이 뻣뻣하면 유연성을 높일 수 없다. 근육이 굳었거나, 근육이 찢어졌다가 회복되는 과정에서 흉터 조직이 생겼거나, 힘줄에 유착이 생겼거나, 인대 손상 후 조직이 두꺼워져 관절이 굳었다면 신전성이 떨어진다.

움직일 때 약간 뻐근하거나 아프다면 신전성을 높이기 위해 스트레칭이 필요하다. 하지만 통증이 심하고 움직임이 심하게 제한된다면, 스트레칭이 오히려 독이 될 수도 있다.

특히, 관절이 굳었을 때 스트레칭을 하면 위험하다. 딱딱한 엿이 쉽게 부러지는 것처럼 조직이 찢어질 수 있기 때문이다. 이때는 가동성 기법을 활용해야 한다. 즉, 굳은 부위를 손으로 부드럽게 움직여 주는 동작이 필요하다. 예를 들어, 무릎의 슬개골(뚜껑뼈)이 굳었다면, 위아래·좌우로 움직여 주는 동작을 통해 가동성을 확보한 후 스트레칭해야 한다.

④ 근력과 함께 근지구력도 신경 쓰자

근지구력이란 근력을 오랫동안 유지하거나 반복할 수 있는 능력이다. 근지구력이 부족하면 쉽게 지쳐 부상을 당할 가능성이 높다. 근지구력 운동은 자신의 근력의 50퍼센트 수준에서 여러 번 반복하면 향상될 수 있다. 근력 운동은 강하고 짧게, 근지구력 운동은 약하고 길게 반복하는 것이 효과적이다.

⑤ 통증을 참으면서 운동하지 말자

통증은 부상이나 질병으로 인해 발생하는 염증 반응이다. 통증을 참으며 운동하면 염증을 악화시켜 부상을 더욱 키울 수 있다. 부상이 만성화되면 치료가 어려워지고, 회복 기간도 길어진다.

⑥ 붓기가 있으면 운동을 바로 멈추자

붓기는 부상 부위의 세포가 손상되어 세포 속 액체가 밖으로 빠져나오면서 발생한다. 붓기를 빨리 가라앉히지 않으면 회복이 더뎌지고, 근력 저하 및 후유증이 발생할 수 있다. 붓기가 생기면 15분 이상 냉찜질을 자주 하고, 탄력 붕대 등으로 압박해 부종을 최소화하는 것이 중요하다.

⑦ 바른 자세로 운동하자

바른 자세로 운동의 기술을 정확하게 배우고 나서 하는 것이 부상을 막는 최선의 방법이다. 나쁜 자세와 잘못된 기술로 운동을 하면 근육과 관절 등에 스트레스가 쌓이면서 통증은 물론 부상으로 이어진다. 바른 운동은 바른 자세와 바른 기술에서 나온다는 것을 명심하자.

이와 함께 운동 중독도 경계해야 한다. 적당한 운동은 몸에 좋지만, 과하면 골병이 들기 때문이다.

⑧ 부상을 당하면 재활로 기초 체력을 회복한 후 운동하자

부상을 당하면 통증과 붓기가 근육의 수축을 막아 근력이 현저하게 떨어지게 된다. 근력이 떨어지면 다른 기초 체력도 약하게 만든다. 부상 회복 후 약해진 체력을 보강하지 않으면 다시 부상을 당하기 쉽다. 재활운동은 부상 초기부터 시작해 부상이 악화되지 않는 범위에서 운동을 해주고, 회복 속도에 따라 양과 세기를 높여가면 된다.

⑨ 절대 무리하지 말자

심신의 피로는 부상을 일으키는 위험 요소 가운데 하나다. 가급적 좋은 컨디션일 때 운동하고 무리하지 않도록 주의한다. 무리하면 바로 부상으로 이어지고, 부상으로 쉽게 되면 근력 등 기초 체력도 더 떨어진다. 날씨와 심리 상태는 물론 적절한 신발 착용 등 운동을 둘러싼 환경에도 관심을 기울이는 것이 좋다.

⑩ 휴식 역시 훌륭하고 좋은 운동이라고 생각하자

잘 쉬는 것도 운동만큼 중요하다. 충분한 휴식은 몸의 산성화를 방지해 준다. 운동에 대한 열의도 좋지만, 잘 먹고 잘 쉬어야 체력이 올라온다. 이와 함께 휴식을 취하면서 근육 관리에도 신경 쓰는 것이 바람직하다. 피로한 근육은 뭉치고, 뭉친 근육은 딱딱하게 굳어 부상을 유발하기 때문이다.

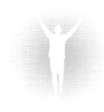

올바른 중년 운동을 위한 조언

중년에 있어 '운동'은 건강하고 행복한 노년을 위해 반드시 해야 한다. 미국 하버드대는 매주 1,000킬로칼로리만 소모해도 사망률이 20~30퍼센트 줄고, 매일 1.6~3.2킬로미터만 걸어도 수명을 연장시킬 수 있다는 연구 보고서를 발표해 이를 뒷받침하고 있다. 운동은 언제 하는 게 좋은지, 어떻게 하는 게 나은지, 얼마나 하는 게 적합한지 등을 알아본다.

① 아침에 운동해야 할까, 저녁에 운동해야 할까?

하루 중 어느 시간대에 운동하는 것이 좋은지를 고민하는 사람이 꽤 많다. 진료실에서도 자주 받는 질문 가운데 하나다. 하루 24시간 동안 신체 리듬에 따라 운동하거나 신체 활동을 하는 것이 효과적이라는 보고서, 인간의 호르몬 분비에 따라 운동하는 것이 좋다는 이론, 체온의 변화에 따라 운동의 종류를 결정하는 방법 등 다양한 주장이 있다.

보통 아침 운동은 혈압을 낮추고 밤에 숙면을 유도하는 데 도움을 준다. 또한, 기분을 좋게 하는 아드레날린과 엔도르핀 분비가 왕성해 상쾌함을 주고 집중력도 높여준다. 저녁 운동은 땀을 흘리며 하루 동안 쌓인 스트레스를 해소하고, 호르몬 분비로 신진대사가 원활해지며, 관절과 근육이 유연해져 근육 강화에 효과적이다.

그러나 운동을 하는 가장 좋은 시간이 따로 있다기보다는 항상 일정한 시간대를 정해서 하는 것이 바람직하다. 운동 효과를 제대로 보려면, 자신의 상황에 맞게 아침이든 저녁이든 정확한 루틴을 만들어 규칙적으로 하는 것이 가장 중요하기 때문이다. 예를 들어 주 4회 운동을 목표로 한다면 월요일은 저녁, 수요일은 아침, 금요일은 저녁, 일요일은 오전으로 정해 놓고 지속성을 유지하는 것이 좋다. 다만 몸에 손상을 주지 않도록 원칙을 지키면서 하는 것이 최선이다.

심장 또는 혈관계 질환이 있다면 아침 일찍 추운 곳에서 운동하는 것은 피해야 한다. 추운 날씨는 혈관을 수축시키기 때문에 심장의 혈관이나 다른 혈관이 막힐 수 있기 때문이다.

당뇨병이 있다면 저녁 운동이 안전하지만, 밤 10시 이후 늦게까지 하지 말아야 한다. 특히, 공복 상태에서 운동하면 저혈당에 빠질 수 있으므로 피해야 한다.

고혈압이 있다면 밤에 혈압이 가장 낮기에 저녁 운동이 괜찮다. 하지만 강한 근력 운동은 혈압을 올릴 수 있으므로 약한 강도로 하는 것이 좋다.

아침 운동의 경우, 잠에서 깬 후 몸이 충분히 풀리지 않아 부상 위험이 있을 수 있으므로 조심해야 한다. 운동의 최적 시간은 식후 2~3시간 후가 적당하다. 음식물이 장에서 흡수된 뒤 몸이 가장 좋은 컨디션을 유지하고 있기 때문이다.

밤낮의 기온 차가 심하거나 추운 날씨에는 관절과 근육이 굳어 운동 능력이 떨어질 수 있다. 부상 예방을 위해 준비 운동을 충분히 해야 하며, 야간 운동은 잠자기 한 시간 전에는 마친 후 미지근한 물로 샤워하는 것이 좋다. 언제 운동할지는 자신의 생활 패턴에 맞게 편한 시간대를 골라 무리하지 않게 꾸준히 하는 것이 정답이다.

② 일을 많이 하면 운동하지 않아도 될까?

어떤 사람은 자신이 일을 많이 하기 때문에 근력 운동은 따로 하지 않아도 된다고 생각한다. 과연 노동으로 생긴 근육과 운동으로 얻은 근육은 같을까? 일부는 맞지만 일하는 근육과 운동하는 근육은 엄연히 다르다.

노동은 어느 정도 운동이 된다. 근육을 강화하고 칼로리를 소모시키는 효과가 있어서다. 하지만 몸 전체 밸런스와 효과를 놓고 볼 때 커다란 차이가 있다. 일하는 근육은 한 가지 패턴으로만 사용되기 때문에 특정 근육의 과사용으로 인해 몸이 망가질 수 있다. 비대칭적인 근육 사용으로 잘못된 자세가 반복되면 관절과 근육, 인대 손상은 물론 허리와 어깨 통증 등으로 이어진다. 또한, 일의 양에 따른 불규칙한 휴식으로 인해 스트레스 수치도 올라간다. 건설 현장 노동자, 환경미화원, 요리사, 택배기사 직군이 부분적으로 체력이 좋지만 여기저기 통증을 달고 사는 이유다.

반면, 대칭적인 근육을 사용하는 운동은 한쪽으로 치우치지 않은 바른 자세를 통해 몸의 밸런스를 맞춰준다. 또한, 운동과 휴식을 적절히 조절하면서 질 좋은 근육을 만들 수 있다. 근력 운동은 근육을 강화하고, 관절의 유연성을 높이며, 근육량을 증가시켜 지방보다 더 많은 칼로리를 소모시켜 체중 유지에도 도움을 준다.

또한, 뼈 조직을 튼튼하게 해 골밀도를 유지하고 골다공증을 예방하는 데도 효과적이다. 이는 근력 운동을 할 때 근육이 뼈를 잡아당기면서 뼈를 자극해 밀도를 증가시키기 때문이다. 특히, 근골격계 통증 해소에도 큰 도움이 된다. 예를 들어 허리 근력이 약해 허리가 흔들리고 척추 구조에 손상이 있을 때, 근력 강화 운동을 통해 통증을 감소시킬 수 있다.

결국, 일하는 근육과 운동하는 근육은 구별해야 한다. 일을 하다가도 중간중간 운동을 해주는 것이 몸 건강에 도움이 된다. 일에서 얻지 못하는 '근력'이라는 훌륭한 무기를 가질 수 있기 때문이다.

③ 유산소 운동이 좋을까, 근력 운동이 먼저일까?

유산소 운동은 산소를 많이 사용하는 운동으로 주로 큰 근육을 쓴다. 무산소 운동은 산소 없이 단기간에 강한 힘을 내는 운동으로 대부분 근력 운동이다.

유산소 운동은 심장과 폐, 혈관을 강화하며 심혈관 질환을 예방한다. 또한, 큰 근육을 사용하기 때문에 혈액순환 촉진에도 도움이 된다. 무산소 운동은 근육 강화와 함께 기초대사량을 높여준다. 만일 무산소 운동의 능력이 떨어지면 몸이 산성화되고 쉽게 피로해진다.

유산소 운동에는 등산, 조깅, 자전거 타기, 인라인스케이트, 수영, 테니스, 배드민턴, 빠르게 걷기 등이 있다. 근력을 강화하는 무산소 운동은 역기, 완력기, 스쿼트, 턱걸이, 팔굽혀펴기, 플랭크, 아령, 웨이트 트레이닝 등이 있다.

운동은 질환 유무에 따라 선택하는 것이 합리적이다. 예를 들어, 체중이 많이 나가거나 무릎 관절이 좋지 않은 사람은 달리기나 계단 오르기를 피해야 한다. 뼈와 관절에 무리를 줄 수 있기 때문이다. 대신, 덜 충격적이고 관절을 보호할 수 있는 수영이나 자전거 타기, 수중 에어로빅 등이 좋다.

수영은 관절 통증과 관절염으로 고생하는 사람들에게 적합하다. 물속에 들어가면 몸이 부력을 받아 관절에 가해지는 압력이 줄어들고, 수압이 혈액순환을 촉진하며 물의 저항으로 근력 운동 효과까지 얻을 수 있다.

그렇다면 유산소 운동과 근력 운동은 얼마나 하는 것이 좋을까? 세계보건기구(WHO)는 걷기 등 유산소 운동을 중간 강도로 하

나영무의 통증회복력

루 30분 이상, 일주일에 150분 이상 하도록 권장한다. 또한, 미국 질병통제예방센터는 65세 이상 성인에게 일주일에 최소 150분 이상의 중간 강도 운동을 추천하며, 근력 운동과 균형 운동은 최소 주 2회 이상 할 것을 강조한다.

젊은 층에게 운동은 재미와 즐거움이 우선시되지만, 중년의 운동 목적은 철저하게 건강에 초점을 맞춰야 한다. 젊은 층에게 유산소 운동과 근력 운동의 비율이 6 대 4였다면, 중년 이후에는 5 대 5로 균형을 맞추는 것이 이상적이다.

근육은 신체 노화를 막는 데 가장 중요한 요소다. 노년기에 등이 구부정해지는 것은 근육이 약하고 불안정하게 변하기 때문이다. 질환이나 상처로 근육을 오랫동안 쓰지 않으면 움직이기 어렵거나 근육이 약해진다. 우리 몸에는 200여 종, 총 650개의 근육이 있으며, 근육이 체중에서 차지하는 비율은 성인 남성의 경우 약 45퍼센트, 여성의 경우 약 36퍼센트다.

따라서 유연성 및 심폐 기능을 향상시키는 유산소 운동과 근력 운동이 균형 있게 이루어져야 한다. 또한, 운동 효과를 충분히 얻기 위해서는 운동 시간도 1시간~1시간 30분 정도가 적절하다.

잘못된 운동 상식 여섯 가지

운동은 정확히 알고 해야 탈이 생기지 않는다. 운동에 대한 다양한 상식들이 있지만 모두 맞는 것은 아니다. 정체불명의 운동 상식은 오히려 몸을 망칠 수 있다. 잘못된 운동 상식 여섯 가지를 정리한다.

① 근육통은 운동으로 풀어야 한다?

운동을 하지 않다가 모처럼 운동을 하면 근육이 여기저기 쑤시면서 아프다. 이는 지연성 근육통으로, 운동 후 24~48시간 내에 나타나는 근육 손상이다. 자세히 들여다보면 근육에 피멍이 들고 미세한 파열이 있다.

이런 상태에서 통증을 참고 운동하는 것은 '불에 기름 붓기'다. 보통 통증은 2~3일 지나면 사라지지만, 근육은 손상된 채로 남는다. 손상된 근육은 흉이 지면서 뭉치고 굳어버려 기능이 떨어진다.

근육통이 있으면 운동 대신 냉찜질을 하고 마사지를 통해 근육을 풀어줘야 유착이 생기지 않는다.

② 운동은 오래, 땀은 많이 흘릴수록 좋다?

운동은 얼마나 오래 했느냐보다 '질'이 중요하다. 짧은 시간이라도 집중해서 자신의 몸 상태와 체력에 맞는 강도로 했느냐가 핵심이다.

특히 근력 운동을 장시간 무리해서 하면 젖산이라는 피로 물질이 쌓여 건강을 해칠 수 있다.

땀도 마찬가지다. 땀을 많이 흘린다고 좋은 것은 아니다. 땀 분비량과 운동 효과는 전혀 상관이 없다. 오히려 과도하게 땀을 배출하면 탈수 증상을 겪을 수 있어 주의해야 한다.

③ 여자가 근력 운동하면 몸매가 망가진다?

대부분 여성들은 근력 운동을 꺼린다. 종아리나 몸이 굵어지고 울퉁불퉁해질 것이라고 믿기 때문이다. 하지만 이는 사실과 다르다.

여성은 근육을 크고 강하게 만드는 테스토스테론 호르몬이 적어 근육이 크게 발달하지 않는다. 설령 근력 운동 후 일시적으로 근육이 튀어나와 보여도 결국 정상 상태로 돌아간다.

오히려 중년이 되면 근력 운동에 더 많은 투자가 필요하다. 남성에 비해 관절 구조가 약한 데다, 갱년기를 겪으면서 호르몬 양이 급격히 줄어들기 때문이다. 관절 주변을 강화하는 근력 운동은 부상 위험을 줄이고 통증을 완화하는 데도 효과적이다.

④ 공복 상태여야 운동이 잘된다?

한때 운동선수들 사이에서 공복 상태에서 운동이 효과적이라는 말이 있었다. 하지만 근육을 만들기 위해 단백질이 필요하고, 근육을 움직이기 위해 탄수화물이 필요하다. 운동을 할 때 반드시 탄수화물이 있어야 한다.

공복 상태에서 운동하면 혈당이 낮아져 운동 능력이 저하되며, 효과도 떨어진다. 무엇보다 배고픔 자체가 스트레스 요소다. 이로 인해 몸이 산화되고, 스트레스 호르몬이 증가해 오히려 건강을 해칠 수 있다.

⑤ 뱃살 빼는 데 윗몸일으키기가 좋다?

뱃살을 빼기 위해 윗몸일으키기를 하는 사람들이 많다. 하지만 윗몸일으키기는 뱃살을 줄이기보다는 복근을 만드는 데 효과적인 운동이다. 윗몸일으키기는 근력 운동으로, 배에 있는 지방을 직접 태우는 역할을 하지 않는다. 오히려 무리할 경우 허리에 부담을 줘 통증을 유발할 수 있어 주의해야 한다.

뱃살을 빼려면 운동화를 신고 밖으로 나가 유산소 운동을 꾸준히 하는 것이 효과적이다.

⑥ 아파야 운동 효과가 있다?

운동은 힘들게, 그리고 아프게 해야 효과가 있다고 생각하는 사람들이 있다. 하지만 운동 중 통증을 느끼는 것은 결코 좋은 신호가 아니다.

통증은 몸에 문제가 있다는 신호다. 운동 중 통증이 생겼다면 신경 조직이 자극을 받거나 눌리고 있다는 뜻이다. 이를 무시하고 계속 운동하면 심각한 부상을 입을 위험이 크다.

운동 중 통증이 발생하면 즉시 운동을 멈추고 몸 상태를 점검하는 것이 바람직하다.

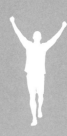

손상

나영무 원장이 절대
빼먹지 않는
통증회복 운동 50

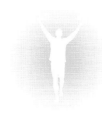

통증회복 운동의 핵심
세 가지

중년의 운동은 노년을 대비한 '통증회복력' 강화에 초점을 맞추는 것이 가장 중요하다. 이를 위해 세 가지 핵심 요소를 기억해야 한다. 바로 유연성, 근력, 그리고 유산소 운동이다.

통증회복력은 땀과 정성이 들어가야 하는 '농사'와 같다. 농사의 첫 단계가 굳어진 흙을 부드럽게 만들기 위해 땅을 가는 것이듯, 운동에서도 가장 먼저 '유연성'을 갖추는 것이 중요하다. 그다음 '체력'이라는 씨앗을 뿌리고, '유산소 운동'이라는 물과 양분을 공급하면 통증회복력이라는 결실을 맺을 수 있다.

여기에 소개한 운동들은 앉거나 서서 할 수 있는 동작들 위주로 구성해 일상에서도 손쉽게 실천할 수 있도록 했다.

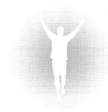

통증회복 운동 1

유연성 루틴

(1) 허리와 골반 돌리기

① 두 다리를 가볍게 벌리고 양손을 허리 옆에 올린 뒤 허리와 골반을 오른쪽으로 가볍게 돌리면서 원을 그린다.

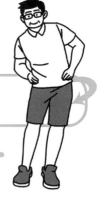

② 같은 방법으로 왼쪽 방향으로 돌리면서 몸의 중심을 충분히 풀어준다.

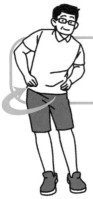

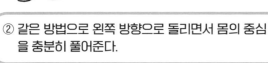

③ 동작이 숙달되면 다리를 넓게 벌려서 같은 방법으로 실시한다.

• 척추협착증이 있는 경우, 허리가 뒤로 많이 젖혀지지 않도록 한다.

(2) 어깨 돌리기

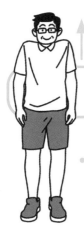

① 어깨 너비로 발을 벌리고 선 뒤 어깨를 살짝 위로 들어 올려 준다.

② 어깨를 앞에서 뒤로 회전한다.

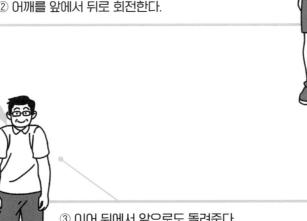

③ 이어 뒤에서 앞으로도 돌려준다.

(3) 어깨 날개뼈 풀어주기(천사운동)

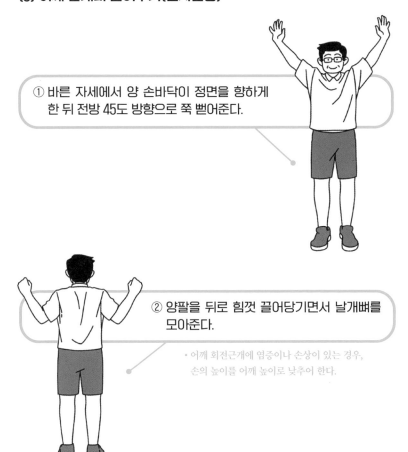

① 바른 자세에서 양 손바닥이 정면을 향하게 한 뒤 전방 45도 방향으로 쭉 뻗어준다.

② 양팔을 뒤로 힘껏 끌어당기면서 날개뼈를 모아준다.

• 어깨 회전근개에 염증이나 손상이 있는 경우, 손의 높이를 어깨 높이로 낮추어 한다.

[4] 목 앞뒤로 움직이기

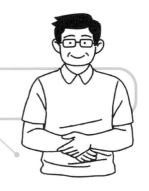

① 허리와 어깨를 곧게 편 뒤 시선은 정면을 바라본다.

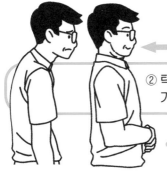

② 턱을 살짝 끌어 당겨 목을 앞으로 밀었다가 원위치로 돌아온다.

(5) 턱을 뒤로 부드럽게 넘겨주기

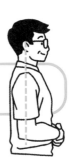

① 귀와 어깨를 잇는 선이 일직선이 되도록 바르게 선다.

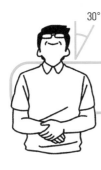

② 턱을 살짝 끌어당긴 후 30도 가량 뒤로 넘겼다 가 제자리로 돌아온다.

(6) 양팔을 옆으로 흔들며 몸통 돌리기

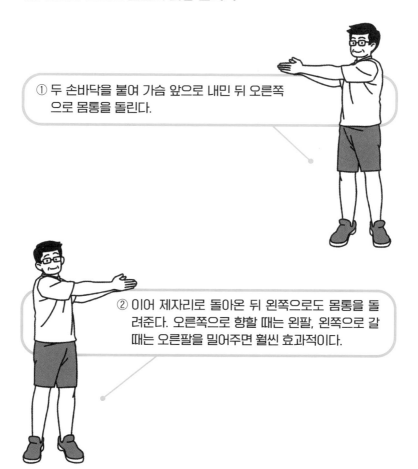

① 두 손바닥을 붙여 가슴 앞으로 내민 뒤 오른쪽으로 몸통을 돌린다.

② 이어 제자리로 돌아온 뒤 왼쪽으로도 몸통을 돌려준다. 오른쪽으로 향할 때는 왼팔, 왼쪽으로 갈 때는 오른팔을 밀어주면 훨씬 효과적이다.

(7) 옆구리 풀어주기

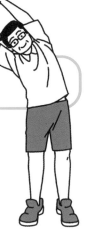

① 깍지를 낀 양손을 머리 위로 올린 뒤 몸을 오른쪽으로 굽혔다가 편다.

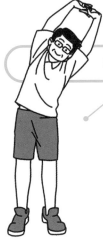

② 같은 방법으로 몸을 왼쪽으로 굽혔다가 펴준다.

(8) 한 발로 서서 발목 돌리기

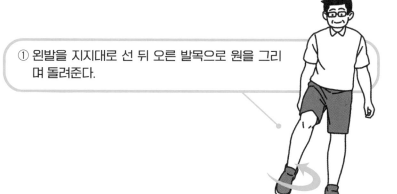

① 왼발을 지지대로 선 뒤 오른 발목으로 원을 그리며 돌려준다.

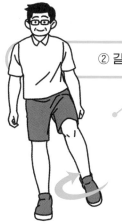

② 같은 방법으로 왼 발목으로 원그리기를 해준다.

· 균형을 잘 잡은 후 시행을 하는 것이 좋다.

(9) 무릎 펴고 발목 올렸다 내리기

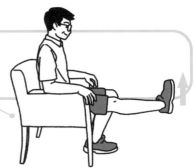

① 앉은 상태에서 한쪽 다리를 무릎과 수평이 되도록 들어올린다.

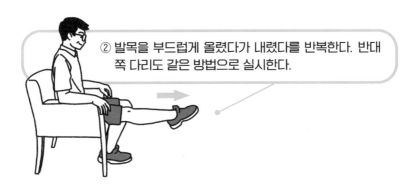

② 발목을 부드럽게 올렸다가 내렸다를 반복한다. 반대쪽 다리도 같은 방법으로 실시한다.

나영무의 **통증회복력**

(10) 손을 이용한 목 근육 스트레칭

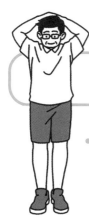

① 턱을 살짝 당긴 뒤 양손을 머리 뒤쪽에 두고 아래로 지그시 눌러준다.

② 오른손은 머리 왼쪽 옆에 위치한 뒤 어깨 방향으로 잡아 당겨준다.

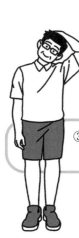

③ 왼손은 머리 오른쪽 옆에 위치한 뒤 어깨 방향으로 잡아 당겨준다.

(11) 손목 및 손가락 스트레칭

① 왼손 손바닥이 정면을 향하게 한 뒤 오른손으로 왼손의 네 손가락을 잡고 몸통 쪽으로 끌어 당겨 준다.

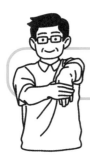

② 이어 손등이 정면을 향하게 한 뒤 같은 방법으로 실시한다. 오른손도 동일한 방법으로 해준다.

(12) 전완근 스트레칭

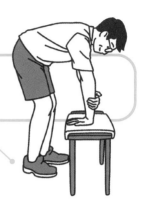

① 손바닥으로 의자나 책상의 바닥을 짚은 뒤 왼손을 이용해 팔뚝 안쪽과 바깥쪽을 주무르듯이 누르고 스트레칭 해준다.

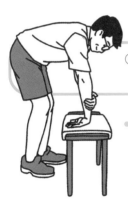

② 손등으로 바닥을 짚은 뒤 오른손을 이용해 같은 방법으로 실시한다.

(13) 흉근 및 어깨 스트레칭

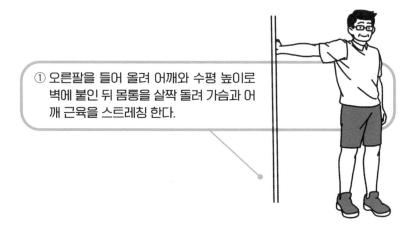

① 오른팔을 들어 올려 어깨와 수평 높이로 벽에 붙인 뒤 몸통을 살짝 돌려 가슴과 어깨 근육을 스트레칭 한다.

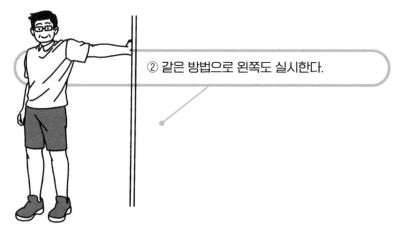

② 같은 방법으로 왼쪽도 실시한다.

(14) 어깨 및 몸통 스트레칭

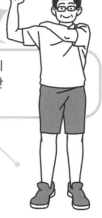

① 오른쪽 주먹을 가볍게 쥐고 어깨 위로 올린다. 이어 왼쪽 팔을 어깨에 올린 후 90도 뒤로 회전한다.

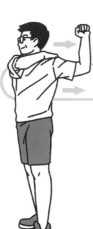

② 같은 방법으로 왼쪽도 실시한다.

(15) 등 근육 스트레칭

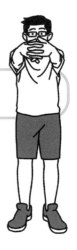

① 두 손으로 깍지를 끼고 손바닥은 가슴 방향으로 향하고 선다.

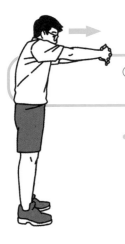

② 이어 팔을 뽑는다는 느낌이 들도록 앞으로 뻗으면서 밀어준다.

[16] 옆구리 허벅지 스트레칭

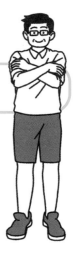

① 양팔을 교차해 X자 모양을 만든 뒤 가슴에 밀착시킨다.

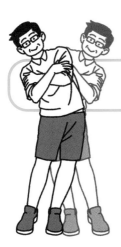

② 바른 자세를 유지하면서 오른쪽과 왼쪽으로 부드럽게 구부려 준다.

(17) 햄스트링 스트레칭

① 오른발을 앞으로 내민 뒤 발등을 살짝 들어올린다.

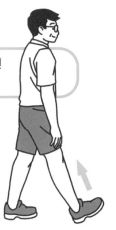

② 이어 왼쪽 무릎은 구부리고 엉덩이는 뒤로 살짝 빼는 자세를 유지한다. 같은 방법으로 왼발을 내밀어 실시한다.

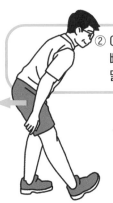

(18) 엉덩이 근육 스트레칭

① 한쪽 다리를 반대쪽 다리의 무릎에 걸친 뒤 양손으로 걸친 다리의 무릎을 아래로 밀어준다.

*몸통을 앞으로 살짝 숙인 채 실시한다.

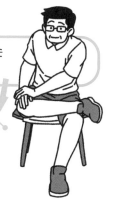

② 이어 걸친 다리의 무릎 옆면을 양손으로 잡은 뒤 가슴 방향으로 끌어당겨 30초가량 유지한다.

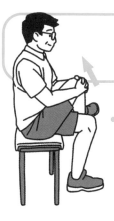

[19] 무릎 슬개골 가동화 운동

① 오른 다리를 의자에 올려놓는다. 슬개골을 마사지하면서 상하좌우로 움직여 준다. 같은 방법으로 왼쪽 무릎도 실시한다.

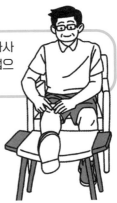

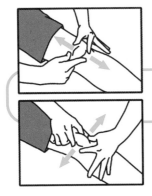

② 부드럽게 풀어준다는 느낌으로 마시지한다.

[20] 종아리 스트레칭

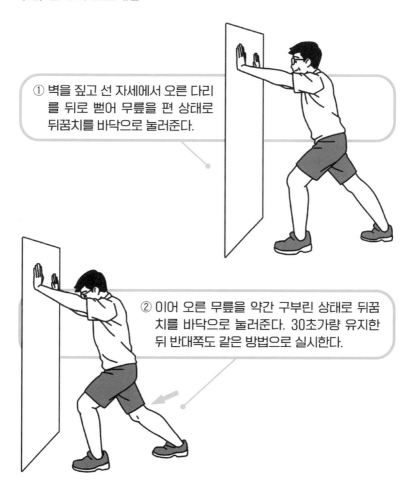

① 벽을 짚고 선 자세에서 오른 다리를 뒤로 뻗어 무릎을 편 상태로 뒤꿈치를 바닥으로 눌러준다.

② 이어 오른 무릎을 약간 구부린 상태로 뒤꿈치를 바닥으로 눌러준다. 30초가량 유지한 뒤 반대쪽도 같은 방법으로 실시한다.

(21) 발바닥 스트레칭

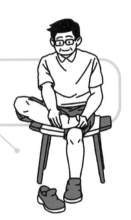

① 오른 발목을 왼쪽 무릎에 올린 뒤 오른손으로 발가락들을 끌어당겨 발바닥이 당기도록 해준다.

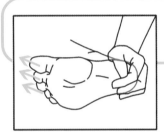

② 왼손은 발바닥과 아킬레스건을 부드럽게 눌러준다. 같은 방법으로 왼쪽도 실시한다.

(22) 광배근 및 삼두박근 스트레칭

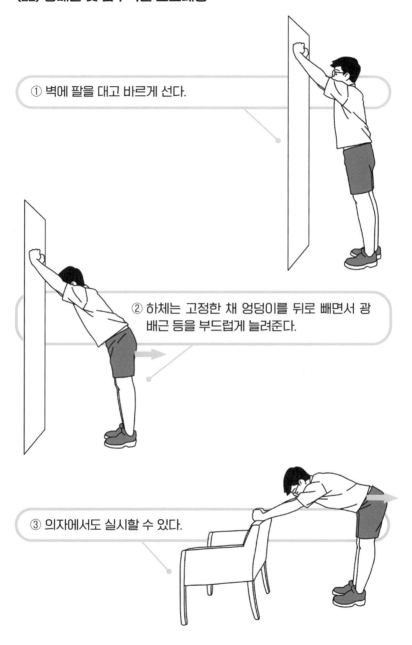

① 벽에 팔을 대고 바르게 선다.

② 하체는 고정한 채 엉덩이를 뒤로 빼면서 광배근 등을 부드럽게 늘려준다.

③ 의자에서도 실시할 수 있다.

(23) 어깨 회전 운동

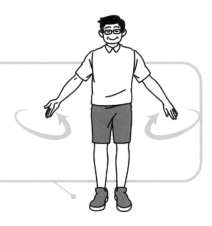

① 양팔을 가볍게 벌리고 서는 데 오른손은 손바닥, 왼손은 손등이 정면으로 향하게 한 뒤 오른손은 손등, 왼손은 손바닥이 되도록 반복해서 교차한다.

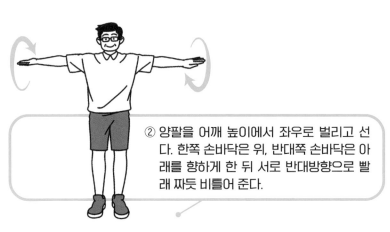

② 양팔을 어깨 높이에서 좌우로 벌리고 선다. 한쪽 손바닥은 위, 반대쪽 손바닥은 아래를 향하게 한 뒤 서로 반대방향으로 빨래 짜듯 비틀어 준다.

(24) 만세 동작 후 몸통 돌리기 운동

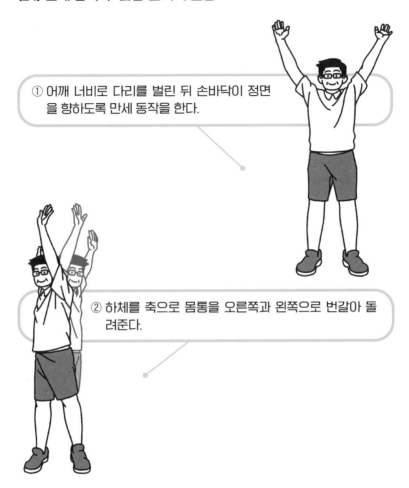

① 어깨 너비로 다리를 벌린 뒤 손바닥이 정면을 향하도록 만세 동작을 한다.

② 하체를 축으로 몸통을 오른쪽과 왼쪽으로 번갈아 돌려준다.

(25) 런지와 몸통 돌리기 운동

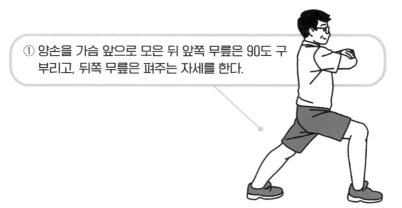

① 양손을 가슴 앞으로 모은 뒤 앞쪽 무릎은 90도 구부리고, 뒤쪽 무릎은 펴주는 자세를 한다.

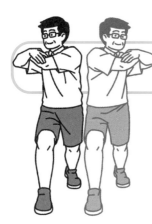

② 하체를 고정시킨 상태에서 오른쪽과 왼쪽으로 번갈아 몸통을 돌려준다.

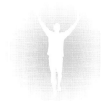

근력 루틴

(26) 목 돌리기 운동

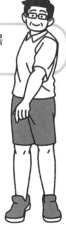

① 바르게 선 자세에서 목과 몸통을 오른쪽으로 돌린 뒤 목만 정면을 보도록 부드럽게 돌린다.

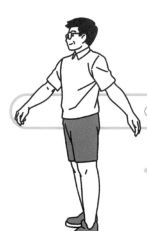

② 동일한 방법으로 왼쪽도 실시한다.

[27] 목 뒤로 올린 상태에서 턱 당기기 운동

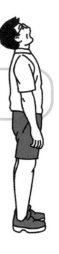

① 서 있는 상태에서 목을 뒤로 넘겨주면 입은 자연스럽게
벌어진다.

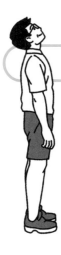

② 이어 턱을 당겨 입을 다물어 주는 동작을 해준다.

(28) 몸통 푸시업 플러스

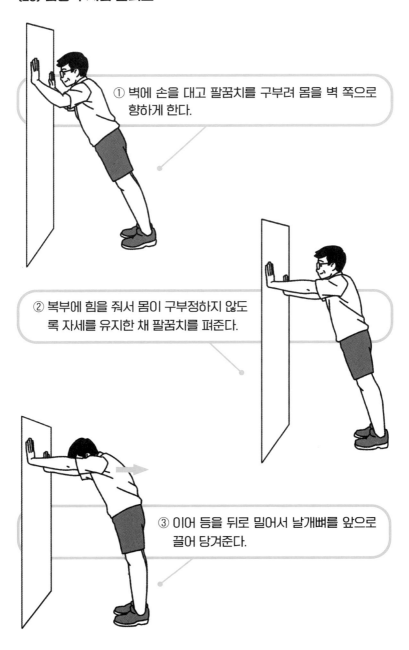

① 벽에 손을 대고 팔꿈치를 구부려 몸을 벽 쪽으로 향하게 한다.

② 복부에 힘을 줘서 몸이 구부정하지 않도록 자세를 유지한 채 팔꿈치를 펴준다.

③ 이어 등을 뒤로 밀어서 날개뼈를 앞으로 끌어 당겨준다.

[29] 대흉근 강화 운동

대흉근은 가슴 앞쪽에 위치한 넓고 두꺼운 근육으로 팔과 어깨 움
직임에 중요한 역할을 한다.

① 오른팔을 앞으로 뻗어 주먹을 가볍게 쥐고,
   왼손 바닥을 오른팔 팔꿈치에 위치시킨다.

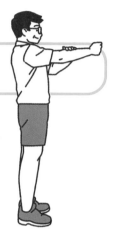

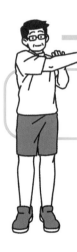

② 오른팔은 왼쪽으로 밀어주고, 왼손은 저항 운동을
   해준 뒤 제자리로 돌아온다. 동일한 방법으로 왼쪽
   도 실시한다.

(30) 어깨 회전근 강화 운동

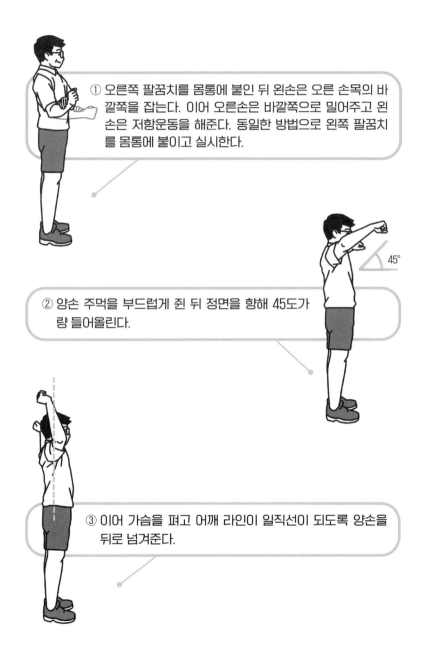

① 오른쪽 팔꿈치를 몸통에 붙인 뒤 왼손은 오른 손목의 바깥쪽을 잡는다. 이어 오른손은 바깥쪽으로 밀어주고 왼손은 저항운동을 해준다. 동일한 방법으로 왼쪽 팔꿈치를 몸통에 붙이고 실시한다.

45°

② 양손 주먹을 부드럽게 쥔 뒤 정면을 향해 45도가량 들어올린다.

③ 이어 가슴을 펴고 어깨 라인이 일직선이 되도록 양손을 뒤로 넘겨준다.

(31) 아령(생수병)을 이용한 운동

① 오른손으로 아령을 잡고 앞으로 30도 이동한 뒤 들어올렸다가 내린다.

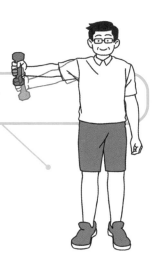

② 아령을 잡은 오른손을 45도 구부렸다가 들어 올린다. 동일한 방법으로 왼손도 실시한다.

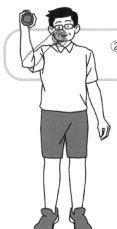

(32) 호흡 근육 강화 운동

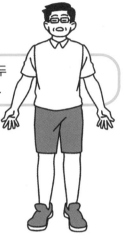

① 호흡 근육인 횡격막을 강화하는 운동으로 두 팔을 벌려 가슴을 열고 숨을 크게 들이마신다.

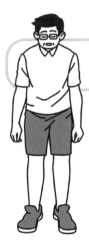

② 휘파람을 부는 것처럼 입술을 오므린 뒤 두 번에 나누어 천천히 내뱉는다.

(33) 대퇴근 동시수축운동

① 의자에 앉아 허리를 곧게 펴고 손은 의자의 옆면을 잡는다.

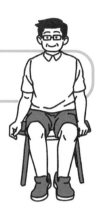

② 오른 다리를 들어 올리는데 무릎은 쭉 펴고, 허벅지 앞과 뒤를 동시에 힘을 주면서 발끝은 최대한 몸 쪽으로 당긴다. 같은 방법으로 왼쪽도 실시한다.

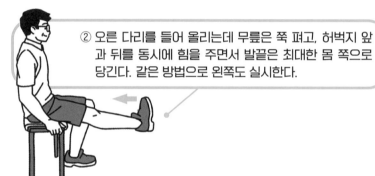

[34] [책상 또는 의자] 플랭크 후 복부 앞뒤로 움직이기 운동

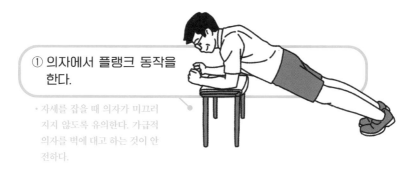

① 의자에서 플랭크 동작을 한다.

• 자세를 잡을 때 의자가 미끄러지지 않도록 유의한다. 가급적 의자를 벽에 대고 하는 것이 안전하다.

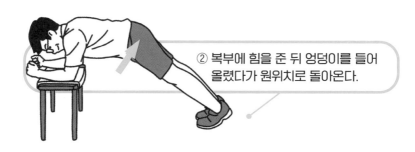

② 복부에 힘을 준 뒤 엉덩이를 들어 올렸다가 원위치로 돌아온다.

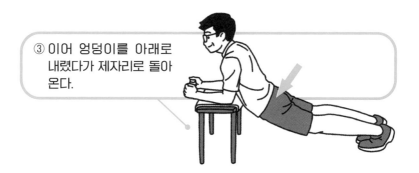

③ 이어 엉덩이를 아래로 내렸다가 제자리로 돌아온다.

(35) 코브라 운동

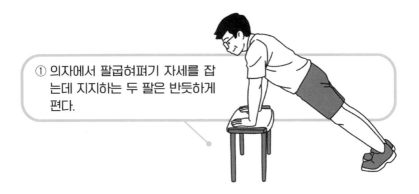

① 의자에서 팔굽혀펴기 자세를 잡는데 지지하는 두 팔은 반듯하게 편다.

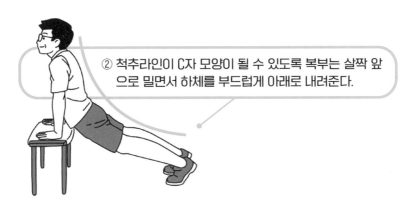

② 척추라인이 C자 모양이 될 수 있도록 복부는 살짝 앞으로 밀면서 하체를 부드럽게 아래로 내려준다.

(36) 오른팔 왼발 들어 등허리 신전 운동

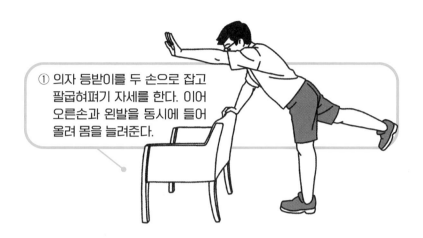

① 의자 등받이를 두 손으로 잡고
  팔굽혀펴기 자세를 한다. 이어
  오른손과 왼발을 동시에 들어
  올려 몸을 늘려준다.

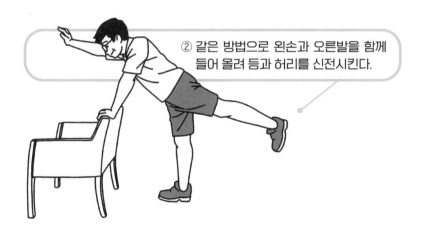

② 같은 방법으로 왼손과 오른발을 함께
  들어 올려 등과 허리를 신전시킨다.

(37) 사이드 브릿지 운동

몸통의 측면안정성을 강화하는 운동이다.

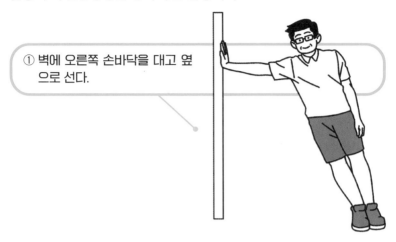

① 벽에 오른쪽 손바닥을 대고 옆으로 선다.

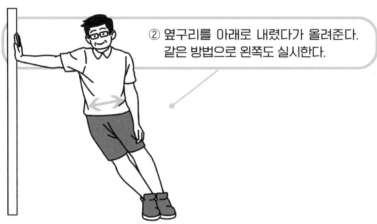

② 옆구리를 아래로 내렸다가 올려준다. 같은 방법으로 왼쪽도 실시한다.

[38] (의자에서) 딥 운동

손목, 어깨 관절 등을 튼튼히 해주는 상체 스쿼트 운동이다.

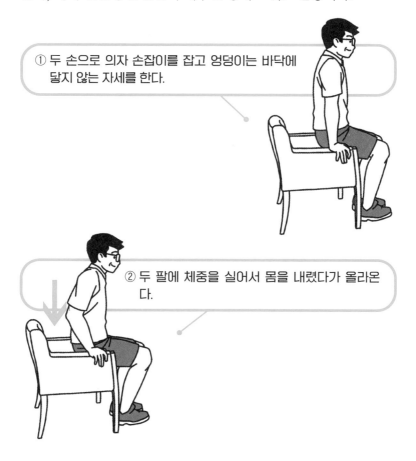

① 두 손으로 의자 손잡이를 잡고 엉덩이는 바닥에 닿지 않는 자세를 한다.

② 두 팔에 체중을 실어서 몸을 내렸다가 올라온다.

[39] 네 방향으로 다리 들기 운동

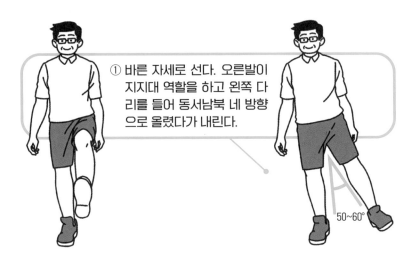

① 바른 자세로 선다. 오른발이 지지대 역할을 하고 왼쪽 다리를 들어 동서남북 네 방향으로 올렸다가 내린다.

50~60°

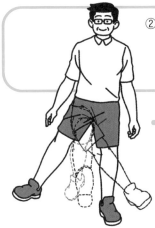

② 같은 방법으로 오른쪽 다리를 들어 실시한다. 동작을 할 때 몸통이 흔들리지 않는 것이 중요하며, 다리를 올리는 각도는 50~60도가 적당하다.

(40) 미니 스쿼트 플러스

① 두 손을 가슴 앞에 모은 뒤 무릎을 30도 정도 구부려 앉았다가 올라온다. 무릎이 아닌 허벅지와 엉덩이 힘을 이용한다.

30°

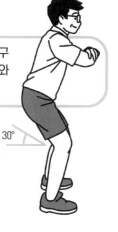

② 동작이 숙달되면 왼발을 지지대로 하고 오른발을 들고 미니 스쿼트를 한다. 같은 방법으로 왼발을 들고 실시한다.

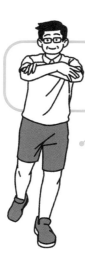

(41) 앞꿈치 뒤꿈치 들기 운동

① 바른 자세로 선 뒤 앞꿈치를 들어 올린다.

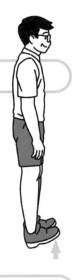

② 제자리로 돌아오는 것과 동시에 뒤꿈치를 들어 올린다.

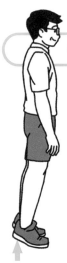

[42] 벽에 대고 발목 버티기 운동

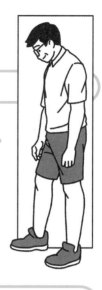

① 벽에 오른발의 옆면을 대고 바르게 선다.

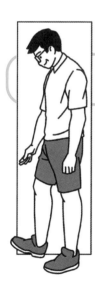

② 오른발 앞꿈치를 살짝 들어 올린 뒤 벽을 밀어준다. 같은 방법으로 왼발도 실시한다.

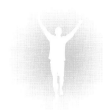

균형 및 심폐지구력 루틴

(43) 한 발 들고 동서남북 찍기

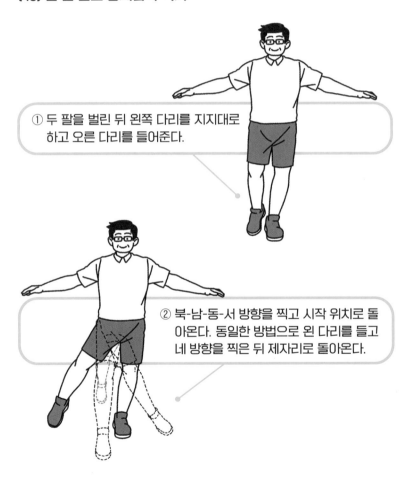

① 두 팔을 벌린 뒤 왼쪽 다리를 지지대로 하고 오른 다리를 들어준다.

② 북-남-동-서 방향을 찍고 시작 위치로 돌아온다. 동일한 방법으로 왼 다리를 들고 네 방향을 찍은 뒤 제자리로 돌아온다.

[44] 네 방향으로 런지

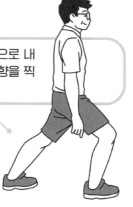

① 바르게 선 자세에서 오른 무릎을 굽혀 정면으로 내딛은 뒤 원위치 한다. 이어 북동-동-남동 방향을 찍고 제자리로 돌아온다.

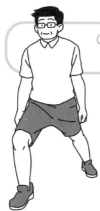

② 같은 방법으로 왼 무릎을 굽혀 북-북서-서-남서 방향을 차례로 찍고 돌아온다.

(45) 카리오카 스텝

카리오카는 측면 방향 운동으로 사이드로 오른발과 왼발이 엇갈리면서 움직이는 동작이다. 평형성은 물론 유연성과 민첩성을 높이는 데 도움 된다.

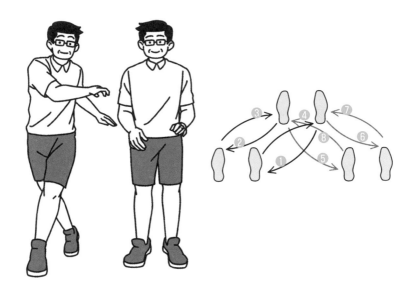

① 바른 자세에서 오른발이 왼발 뒤로 45도 이동하면 왼발도 따라와 11자를 만든다.
② 왼발이 오른발을 교차하면서 시작 위치로 움직이면 오른발도 따라간다.
③ 왼발이 오른발 45도 뒤로 빼면 오른발도 이동한다. 이어 오른발이 왼발을 교차하면서 시작 위치로 이동하면 왼발도 따라간다. 전체적인 이동 형태는 삼각형이다.

[46] 팔다리 동작을 크게 해서 제자리 걷기

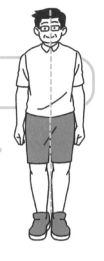

① 어깨는 펴고 고개를 뒤로 밀어 머리부터 허리까지 일직선이 되도록 선다.

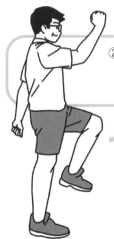

② 제자리에서 왼발-오른팔, 오른발-왼팔을 함께 들어 올려 걸은 뒤 점진적으로 팔다리 동작을 크게 한다.

(47) 피칭

피칭(pitching)은 제자리 뛰기다.

① 복부에 힘을 주고 팔과 다리를 교차하면서 빠르게 제자리에 뛴다.

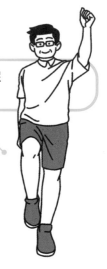

② 발바닥 중심을 뒤쪽이 아닌 앞쪽에 놓은 뒤 무릎은 90도 정도 올리고, 팔은 최대 160도까지 올린다. 30초가량 실시하고 휴식을 취한 뒤 2~3회 추가하는 것이 적당하다.

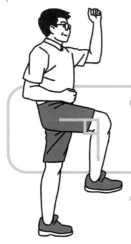

[48] 슬로우 조깅

슬로우 조깅은 걷기와 뛰기의 중간 속도(평균 시속 6~7킬로미터)로 달리는 것이다.

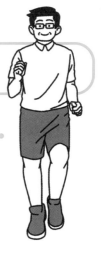

① 턱을 들고 시선은 전방을 향한 채 자연스럽게 팔을 흔든다.

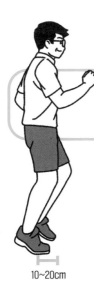

② 보폭은 10~20센티미터로 좁게 해서 종종거리며 달리되, 발뒤꿈치 대신 앞부분이 먼저 지면에 착지해야 한다.

10~20cm

(49) 스텝퍼

유산소 운동과 근력 운동을 동시에 할 수 있는 기구로 계단 오르기와 같은 운동 효과를 낼 수 있다. 무엇보다 엉덩이, 허벅지와 종아리 근육을 강화하는 데 좋다. 또한 몸의 균형력도 향상시켜 낙상 사고 예방에도 도움이 된다.

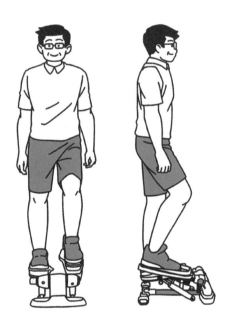

스텝퍼는 평평한 곳에서 움직이지 않도록 잘 고정시킨 뒤 발판이 바닥에 닿기 전 반대편 발을 움직이는 것이 정석이다. 어깨는 뒤로 젖히고, 허리는 곧게 펴서 정면을 응시하는 바른 자세를 유지하는 것이 중요하다.

(50) 실내자전거

유산소 운동과 무산소 운동의 효과를 동시에 볼 수 있다. 심폐 기능을 향상시키고 혈액순환을 촉진하며, 관절에도 비교적 부담이 덜 가는 편이다. 실내 자전거를 탈 때는 허리를 너무 굽히지 않도록 주의해야 한다. 또한, 발 앞쪽만 걸쳐서 페달을 돌리면 무릎 앞쪽에 무리가 갈 수 있으므로 발바닥 전체에 힘을 주고 밟는 것이 좋다.

특히, 무릎 각도를 고려해 안장을 조절하는 것이 중요하다.

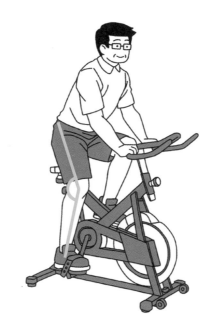

페달을 밟은 발을 가장 아래에 뒀을 때, 자전거에 등받이가 없는 경우 무릎 각도는 25~35도, 등받이가 있으면 10~15도를 유지하는 것이 바람직하다. 이 각도를 유지해야 반대쪽 무릎이 90도 이상

구부러지지 않기 때문이다.

　　무릎이 아픈 경우, 안장을 높여 무릎이 덜 구부러지게 하는 것이 좋다.

5장

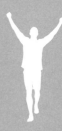

통증을 안고
행복할 수는
없다

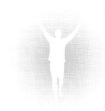

재활 전문의를
선택한 까닭

지금이야 재활이 보편화됐지만, 내가 재활의학을 전공할 당시만 해도 일반인들의 의식에는 재활의학과에 대한 개념 정립이 거의 안 된 상황이었다. 무슨 과를 전공하느냐고 해서 재활의학이라고 하면 어떤 사람은 "재활용과요?"라고 되묻기도 했다.

재활을 평생 업으로 삼자 새로운 인연의 고리가 생겼다. 바로 '스포츠'다. 1994년 강남세브란스병원에 근무할 때 LG 트윈스 야구단 주치의를 맡게 됐다. 이어 1996년에는 대한축구협회 의무분과위원회 축구 국가대표팀 주치의 일을 시작했다.

운동선수 치료는 일반인과 차이가 있었다. 몸이 전부인 그들에게는 부상에 대한 신속하고 정확한 판단은 물론, 빠른 복귀를 위한 재활 프로그램이 중요했다. 특히 순간적인 판단과 치료 방법을 제대로 제공하지 못하면 선수 인생을 망가뜨릴 수 있기에 막중한 책임감도 느껴졌다. 그래서 재활의학에 이어 스포츠의학 공부에 뛰어들었다.

운동선수들의 부상을 진단하고 치료하는 과정은 언제나 역동적이었고 흥미로웠다. 당초 예상보다 빠르게 회복해 그라운드에 복귀한 사례들을 관찰하고 연구한 경험은 일반 환자를 진료하는 데 훌륭한 교과서 역할을 했다. 이를 토대로 2000년 일산 백병원에 근무할 때 의사-물리치료사-운동처방사-심리치료사의 처방을 통합한 '스포츠 재활' 개념을 새롭게 도입했다.

스포츠 재활을 하면서 김연아, 박지성, 박세리, 김남일, 윤성빈 등 수많은 태극전사를 만났다. 그들의 치료와 재활을 도왔지만, 오히려 내가 더 많은 삶의 에너지를 받은 것 같다. 선수들이 승부를 포기하지 않고 혼신을 다하는 모습은 처절할 만큼 숙연했고, 정상을 향해 달리는 그들의 노력과 열정은 너무나 숭고했다. 그들의 가슴에 새겨진 태극마크는 그동안 흘린 땀과 눈물의 결정체라 언제 봐도 영롱하고 아름답다. 요즘에는 진료실에서 태극마크의 꿈을 향해 달리고 있는 꿈나무들을 보는 재미가 쏠쏠하다.

어느 날, 초등학교 테니스 선수가 찾아온 적이 있다. 그 선수는 무릎 연골과 팔꿈치 부상으로 고통을 호소했는데, 원인은 과가동성 때문이었다. 얼굴 표정이 어두워 보였는데, 부상이 잦아 좋아하는 테니스를 포기해야 하는 것은 아닌지 두려움이 큰 것 같았다. 통증 원인과 상태, 향후 치료 등을 설명한 뒤 슬쩍 박세리 선수 이야기를 들려줬다. "박세리 선수도 너처럼 과가동성으로 고생했다. 하지만 근력을 키우면 얼마든지 극복할 수 있다. 그 벽만 넘어서면 유연성과 좋은 근육이라는 두 개의 날개를 장착할 수 있다." 순간, 어린 선수의 굳었던 얼굴 표정이 금세 환해졌고 "선생님, 고맙습니다."라는 씩씩한 인사와 함께 미소를 지어 보였다. 진료실을 나서는 그의 모습을 보며 '재활의학과 의사 하길 정말 잘했다.'라는 생각이 들었다. 그날따라 퇴근길 발걸음이 유난히 가벼웠다.

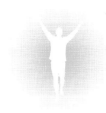

아파 보니 알게 된 것들

환자를 치료하는 의사도 때론 아프다. 직업병에서부터 중증 질환까지 일반 사람과 다를 바 없다. 가령, 수술을 많이 하는 외과 의사나 치과의사는 목 디스크를 비롯해 허리, 무릎, 손목 통증을 달고 산다. 통증을 치료하는 나 역시 통증에서 자유로울 수 없다.

몇 차례 환자복을 입은 채 병원 신세를 진 적이 있다. 크게 보면 암 투병 중일 때와 무릎 반월연골판을 다쳐 수술받았을 때다. 앞만 보고 달리다 보면 멈춰야 비로소 보이는 것들이 있는 것처럼, 아파 보니 새삼 느끼게 되는 것들이 있었다.

먼저, 반복되지만 평범한 일상의 소중함이다. 입원실 침대에 누워 보니 창문 너머로 활기차고 자유롭게 걸어 다니는 사람들이 그렇게 부러울 줄이야. 지인들과 저녁을 먹으며 담소를 나누던 시간, 가족들과 여행을 하며 추억을 쌓았던 시간, 점심 먹고 동료들과 정겹게 커피를 마시던 시간……. 늘 당연하게 여겼던 일상이 너무나 그립고 귀하게 느껴졌다. 건강을 잃고 나서야 건강관리의 중요성과 평범한 일상의 가치를 새롭게 깨닫게 된 것이다.

두 번째는 기다림의 미학이다. 우리 인생길에서 거저 얻어지는 것은 없다. '노 페인, 노 게인(No pain, no gain).'이라는 말처럼 노력이 없으면 보상도 없다. 뭔가를 이루기 위해서는 힘들고 어려운 과정을 이겨내야 한다. 병상 침대에 누워만 있다고 부상이 저절로 낫지는 않는다. '통증'이라는 통과의례를 견뎌내고, 치료와 재활 과정을 거쳐야 '회복'이라는 목적지에 도달할 수 있다. 아파 보니 시간에 순응하면서 인내심을 갖고 기다리는 법을 배우게 됐다.

마지막으로 역지사지(易地思之)의 마음이다. 환자복을 입어 보니 환자의 마음을 살피고 이해하는 것이 의료 행위에 얼마나 중요한지 깨달았다. 사실 아픈 사람의 마음은 아파 본 사람이 가장 잘 안다. 내가 다쳤던 반월연골판은 무릎에 누적된 부하와 스트레스가 원인이었다. 진료실에서 문진을 하며 내가 겪었던 증상을 이야기하면 환자의 눈빛이 달라진다. "선생님, 저도 똑같습니다." 질환에 대한 공감 능력은 물론, 동병상련이 작용해 신뢰감이 높아지는 것이다.

의사의 말을 믿고 따르면 회복도 빨라진다. 특히 환자의 증상에 맞는 맞춤형 처방부터 수술까지 적극적으로 권유할 수 있다. 급성 환자의 경우, 압박 붕대와 냉찜질로 통증과 부종을 감소시킨 뒤 관절 운동을 처방한다. 반면, 일상생활에 지장을 주는 통증이 지속될 경우 수술을 권유한다. 환부를 1센티미터 미만으로 절개하고 관절 내시경을 집어넣은 뒤 모니터를 통해 손상된 반월연골판을 치료했던 나의 사례를 설명해 준다. 수술 시간도 짧고 후유증도 거의 없으며, 3~4일이면 퇴원해 일상에 복귀할 수 있다고 덧붙이면 환자는 안심한다.

역지사지의 마음이야말로 치료의 첫 단계

아프고 난 후, 진료실에서는 환자의 눈높이를 우선적으로 고려하게 됐다. 70대 할머니가 만성 무릎 통증을 호소하며 내원한 적이 있다. 여러 병원을 다녔지만 상태가 전혀 나아지지 않아 찾아온 경우였다. 문진 과정에서 할머니의 청력이 좋지 않다는 것을 알게 됐다. 그동안 의사의 말이 잘 들리지 않아 혼자 끙끙 앓다가 제대로 된 치료를 받지 못했던 것이다.

나는 두 손으로 마이크 모양을 만들어 할머니 귀에 대고 원인과 치료 방법, 그리고 좋은 운동법에 대해 또박또박 천천히 설명해 드렸다. 그러자 할머니는 "이 병원 저 병원 다녔지만, 말이 잘 들리지 않아 이해도 못 했는데 선생님이 친절하게 설명해 줘 너무 고맙습니다."라며 눈물을 흘렸다. 이후 할머니가 내원할 때면 나는 양손 마이크를 자동으로 준비한다.

60대 양모 환자는 척추관 협착증 때문에 병원을 찾았는데, 꾸준한 치료를 받으면서 상태가 많이 좋아졌다. 인품도 온화한 데다 기초생활수급자여서 더욱 마음이 쓰였다. 어느 날, 치료를 마친 환자가 감사 편지를 썼다며 전해주고 나갔다.

집에 가서 보니 정성스러운 손글씨와 함께 만 원짜리 열 장이 들어 있어 깜짝 놀랐다. 생활 형편이 넉넉지 않았던 그분에게는 거금이었다. 다음 날 출근해 환자의 향후 진료 날짜를 확인한 뒤, "고마운 마음만 잘 받겠습니다. 치료가 잘된 것이 저에게 주는 최고의 선물입니다."라는 내용의 편지를 썼다. 이어 환자를 진료실에서 만나 손 편지 속에 돈을 넣어 돌려주고 내 마음을 간곡히 전달했다. 내 뜻을 이해한 환자는 "선생님, 그저 부끄럽습니다."라고 말했고, 나는 양 씨의 손을 살포시 잡았다. 따스한 온기가 전달돼 내 몸도 훈훈해졌다.

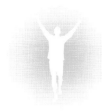

망가지는 것은 한순간,
회복하는 것은 오래

'올라가는 것은 어려워도 내려오는 것은 한순간이다.' 삶의 풍경에서 흔히 볼 수 있는 장면이다. 어느 분야든 정상으로 올라가는 것은 어렵지만, 한순간의 실수나 잘못으로 추락하는 것은 금세다.

스포츠의 세계도 마찬가지다. 승강제(시즌 결과에 따라 하위 리그 팀과 상위 리그 팀을 교체하는 제도)가 도입된 종목에서 강등은 쉽게 당하지만, 승격의 길은 험난한 가시밭길이다. 독보적인 실력으로 장기 집권할 것처럼 여겨졌던 선수도 부상에 발목이 잡혀 '1년 천하'에 그친 채 잊히기도 한다.

건강도 예외는 아니다. 인간의 신체 구조는 정교하다. 우리 몸은 뼈 206개, 근육 650개, 관절 100여 개, 인대 400여 개로 이루어져 있다. 유기적으로 연결된 이 구조에서 한 곳의 균형이 무너지면 다른 조직에 연쇄적으로 악영향을 끼친다. 무엇보다 통증을 통해 몸의 위험을 미리 경고하는 사이렌을 울려준다.

하지만 대부분 "나이가 든 탓인가?", "조금 무리했지만 금방 좋아지겠지." 등의 반응으로 무시하고 지나간다. 또한, '은근과 끈기'가 뛰어난 민족성 때문인지 잘 참는다. 그러다 사달이 난다. 천 길 높은 둑도 작은 구멍 하나로 무너지듯, 사소한 문제라도 계속 누적되면 큰 위험이 될 수 있다.

작은 신호를 무시하면 큰 부상으로 이어진다

40대 중반의 조모 씨는 택배 업무를 하고 있다. 업무 특성상 많이 걷고, 무거운 짐을 들고 이동하며, 계단도 자주 오르내리는 등 바쁘게 움직였다. 종아리 근육이 자주 뭉쳐 뻐근했고, 발바닥도 아팠지만 피곤한 나머지 그냥 곯아떨어졌다.

아침에 일어나면 개운하기보다는 온몸이 뻣뻣했다. 하루를 시작할 때 통증이 있었지만, 정신없이 뛰어다니다 보면 사라졌다가 일을 마칠 무렵이면 다시 나타나고는 해 대수롭지 않게 그냥 넘겼다.

어느 날은 순간적으로 다리에 힘이 풀려 서 있는 것도 힘들었는데, 다음 날엔 통증만 남아 있고 걸을 수 있어 그냥 참고 일을 계속했다. 그러다 배달할 물건을 들고 계단을 오르는데 갑자기 '뚝' 하는 소리와 함께 오른쪽 종아리 아래에서 극심한 통증이 밀려와 그대로 주저앉았다.

검사 결과 아킬레스건이 완전히 파열되어 붓고 멍이 들었다. 만성 통증과 스트레스가 쌓인 상황에서 갑자기 큰 힘이 가해지면 힘줄은 버텨내지 못한다. 조 씨는 결국 수술을 받았고, 한동안 깁스를 하고 목발을 짚으며 생활해야 했다. 재활까지 6개월 넘게 걸렸고, 그 기간 동안 일을 쉴 수밖에 없었다. 몸이 신호를 보냈을 때 병원을 찾거나, 평소 뭉친 근육을 풀어주며 관리했더라면 최악의 상황을 피할 수도 있었는데, 너무 안타까웠다.

통증 원인을 빨리 못 찾으면 더 큰 위험을 만든다

50대 중반의 김모 씨는 허리 통증과 보행 장애를 호소하며 내원했다. 여러 병원을 다니며 척추관 협착증 시술을 받았지만, 상태가 나아지지 않았다고 했다.

문진 중 김 씨의 거북목과 구부정한 자세가 눈에 들어왔다. "목 통증은 없으세요?"라고 묻자 그는 "자고 나면 목과 어깨가 뻐근하고 결립니다. 팔도 저려서 손에서 물건을 자주 떨어뜨려요."라고 말했다. 그런데도 목에 대한 검사는 한 번도 받지 않았다. 허리가 아파 생긴 연관 통증 정도로만 생각하고 있었던 것이다.

정밀 검사를 해보니 '후종인대골화증'이었다. 후종인대는 척추체 뒤쪽에서 척추체를 서로 연결해 안정시키는 역할을 한다. 후종인대가 다양한 원인으로 석회화되어 뼈처럼 변하면서 척추관을 지나는 신경을 압박해 통증을 유발하는 질환이다.

김 씨가 "다리에 힘이 빠져 걷기가 힘듭니다."라고 말한 이유는 척추관 협착증뿐만 아니라 후종인대골화증도 영향을 주었기 때문이었다. 특히 김 씨의 경우 신경 압박이 심해 팔과 다리는 물론 사지마비 위험까지 있었다. 결국 상급종합병원으로 전원해 수술을 받게 했다.

두 사례는 몸이 보내는 신호를 무시하다가 한순간에 큰 사고로 이어질 수 있음을 보여준다. 가랑비에 옷이 젖지 않으려면, 통증이 찾아올 때 신속하고 적극적으로 반응하는 '우산'을 미리 준비해야 한다.

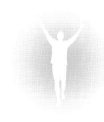

언제나 치료보다
예방이 낫다

'건강과 젊음은 잃고 난 뒤에야 그 고마움을 알게 된다.'

아라비아 속담인데 곱씹을수록 공감이 간다.

나는 2018년 8월에 직장암 4기 판정을 받았다. 그해 여름은 유난히 무더웠다. '왜 하필 나에게 이런 일이…'라는 당혹감과 내 몸을 제대로 챙기지 못한 자책감으로 인해 고통이 적지 않았다.

암 진단 이후 재발과 전이, 수술, 독한 항암 치료의 고통과 후유증이 내 몸을 지배했고, 3년 여간 시련의 시간을 보내고 나서야 암세포가 자취를 감췄다.

괴롭고 힘들었던 투병 생활을 돌아보면 영어 단어인 '이프(if)'가 떠오른다. '만일 몸이 내는 경고음에 더 관심을 가졌더라면, 만일 건강검진과 검사로 암세포를 일찍 발견했다면….' 그랬다면 내 몸을 무섭게 할퀴었던 고통의 시간도 훨씬 줄일 수 있었고, 완치의 시간도 앞당길 수 있었을 것이다.

암을 겪으며 배운 것 가운데 하나는 건강검진의 중요성이다.

건강검진에는 고혈압 및 당뇨병 등 성인병 예방을 위한 임상검사, 일반건강검진, 5대 암검진 등이 있다. 국가 암검진 수검률은 50퍼센트를 넘기기 힘든데 '특별한 증상이 없거나, 바쁘고 귀찮아서'라는 이유가 가장 많다. 하지만 건강은 건강할 때 챙겨야 한다. 건강검진은 질환을 조기에 발견할 뿐만 아니라, 적절한 치료 시기를 결정하는 데 중요한 역할을 한다. 특히 암세포를 조기 발견할 경우 완치율이 90퍼센트 이상일 정도로 예후가 좋다.

통증을 참는 데서 만병이 싹튼다

조기 발견의 중요성은 비단 건강검진에만 국한되지 않는다. 근골격계 통증도 마찬가지다.

통증은 삶의 질을 떨어뜨리고 정신 건강에도 악영향을 미친다. 대한통증학회가 만성 통증 환자를 대상으로 조사했는데, 44퍼센트가 우울감, 37퍼센트가 불안감, 35퍼센트가 자살 충동을 겪은 것으로 나타났다.

통증은 바쁜 현대인들에게 만성 피로, 불면증, 무기력증 등을 불러일으킨다. 관절염이나 디스크, 어깨 질환 등은 초기에 발견하면 100퍼센트 완치돼 통증 이전의 평범한 일상을 마음껏 누릴 수 있다.

반면, 통증을 무시하고 방치하면 큰 수술로도 이어질 수 있다. 통증의 불편함을 참다 보면 적응력이 생기고, 통증에 무뎌져 그냥 넘어가게 된다. 하지만 반복되는 통증에다 염증이 쌓이고 쌓이면 어느 순간에 이르러 와르르 무너지기 때문이다.

따라서 같은 부위에서 통증이 생겼다가 사라졌다를 반복하는 경우, 통증과 함께 근육이 갑자기 빠지는 경우, 다치지 않았는데 특정 부위에서 힘이 빠지는 경우라면 반드시 병원을 찾아 몸 상태를 체크하는 것이 바람직하다.

운동과 관리는 천 리 길도
한 걸음부터

근골격계 통증 예방을 위해서는 꾸준한 근육 관리, 운동 전후 스트레칭, 그리고 자신에게 맞는 운동이 중요하다. 또한 '천 리 길도 한 걸음부터'라는 마음가짐도 필수다. 평소 근육을 부드럽고 강하게 만드는 것이 중요하다. 피로한 근육은 뭉치고, 뭉친 근육은 딱딱하게 굳어가면서 기능이 상실돼 아프고 운동의 효과를 떨어뜨린다. 근육 관리가 잘되면 통증은 거의 생기지 않는다.

근력 운동을 시작할 때에는 처음부터 강한 운동을 하지 말고, 자기 힘의 50퍼센트만 줘서 여러 번 반복하는 근지구력 운동을 한 뒤 웨이트 트레이닝 같은 근력 운동을 하는 것이 좋다. 특히 운동 전후 스트레칭 하는 습관도 핵심 요소다. 보통 운동 전에는 스트레칭을 잘하지만 운동 이후에는 소홀히 하게 되는데, 이는 나쁜 근육을 만드는 지름길이라는 것을 유념해야 한다.

운동 후 스트레칭은 효과 만점이다. 근육 기능이 향상되고 근육이 자리 잡는 데 도움을 준다. 근육 뭉침과 통증이 발생하지 않도록 예방해 준다. 운동을 할 때 자신의 몸 상태를 파악하고 서서히 페이스를 끌어올려야 부상을 막을 수 있다. 특히 체력에 맞게 운동해야 한다. 자신의 몸에 맞고 어울리는 운동은 '보약'이지만, 그렇지 않은 경우는 몸을 해치는 '독'으로 작용한다는 것을 잊지 말아야 한다.

무엇보다 평소 운동을 안 하다가 갑자기 하면 근육 등 몸이 놀란다. 평소 잘하던 동작은 훈련돼 문제가 없지만, 잘 안 하던 동작은 준비가 되지 않아 부상 위험이 높다. 이외에도 나이 들어 자신의 젊은 시절만 생각하고 강하게 운동하는 경우, 관절이나 허리가 아파 치료를 위해 무턱대고 아무 운동이나 하는 경우, 아파야 운동이 된다고 생각하는 경우, 운동을 안 하면 못 견디는 운동중독의 경우에는 오히려 운동이 몸을 망치는 원인이 될 수 있다. 체력을 늘리기 위해 운동하려면 좋은 컨디션일 때 10퍼센트만 올리는 것이 바람직하다.

거듭 강조하지만 건강한 삶을 위해서는 건강검진을 통한 질환의 조기 발견, 근육 관리, 올바른 운동 습관이 정말 중요하다. '예방'이 '치료'보다 훨씬 낫기 때문이다.

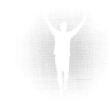

음식이 약이다

약식동원(藥食同源). 약과 음식은 본질적으로 같다는 의미다. '의학의 아버지' 히포크라테스도 "음식으로 고치지 못하는 병은 약으로도 못 고친다."며 우리 입으로 들어가는 먹거리의 중요성을 강조했다. 그만큼 우리가 먹는 것이 우리의 건강을 만든다.

2002년 한일월드컵을 준비하던 히딩크 감독도 선수들의 식습관을 꼼꼼히 챙겼다. 그가 강조한 체력은 강인한 정신력과 풍부한 영양 섭취에서 나온다고 믿었기 때문이다. 무엇보다 배탈이나 감기에 걸린 선수들은 '자기 관리에 실패한 선수'라며 싫어했다.

히딩크는 최상의 경기력 유지를 위해 탄수화물과 충분한 물 섭취를 강조했다. 특히 탄수화물이 많은 스파게티와 담백한 해산물을 적극적으로 권했다. 반면, 고추장 비빔밥과 김치찌개 등 지나치게 맵고 짠 음식과 튀김류 등은 체력 사용에 도움이 안 된다며 피하도록 했다.

특히 경기 하루이틀 전에는 식단에 각별한 신경을 기울였다. 일단 단백질과 지방이 많은 음식은 금기였다. 고기류 등은 분해되면서 몸의 수분을 흡수해 경기 중 탈수 현상을 일으킬 수 있다는 이유였다. 또한 케이크와 아이스크림, 초콜릿 등을 선수들이 먹지 못하게 했다. 유지방이 소화불량을 일으킬 수 있다는 우려 때문이었다. 그는 선수들 입에 들어가는 음식을 하나에서부터 열까지 철저하게 관리했다.

중년의 건강을 위한
식단전략

중년에 들어서면 건강한 먹거리로 식단을 바꾸는 전략이 필요하다. 운동과 함께 먹는 음식에 신경 써야 행복한 노년을 예약할 수 있어서다. 하루 세 끼 규칙적이고 균형 잡힌 식단 구성에 초점을 두는데, 근육 보강을 위해선 단백질 섭취가 가장 중요하다.

단백질은 뼈와 근육을 만드는 중요한 요소다. 단백질이 부족하면 근육 부족으로 이어지고, 체력 회복도 힘들어진다. 단백질은 20여 개의 아미노산으로 이뤄지는데, 이중 절반은 필수아미노산(essential amino acid)이다. 필수아미노산은 몸에서 합성되지 않거나,

합성되더라도 양이 적어 생리 기능을 하는 데 충분하지 않아 외부에서 음식을 통해 섭취해야 한다. 소고기, 돼지고기, 닭고기, 생선, 달걀 등이 완전 단백질에 속하고, 콩과 두부 등이 부분 단백질로 분류된다. 생선 중에서도 삼치-꽁치-고등어-광어-가자미-연어-명태 순으로 단백질 함량이 많다. 채식 식단만으로는 영양소가 부족할 수 있기에 단백질이 가미된 식단을 자신의 상태에 맞게 짜는 것이 바람직하다.

두 번째 식단 전략은 칼슘이다. 몸에서 칼슘이 부족하면 골다공증에 걸릴 위험이 높다. 우유와 치즈 등 유제품을 비롯해 멸치, 두부 등에 칼슘이 많이 들어 있다. 또한 칼슘을 제대로 흡수하기 위해선 비타민 D도 필요하다. 비타민 D는 뼈를 구성하는 성분은 아니지만, 칼슘의 체내 흡수를 도와 뼈의 형성과 유지에 중요한 역할을 하기 때문이다. 비타민 D가 풍부한 식품으로는 연어, 송어, 계란, 표고버섯, 양송이버섯 등이 있다.

세 번째는 섬유질이 풍부한 음식이다. 섬유질은 소화를 도와 변비를 해결하고, 혈당 조절은 물론 콜레스테롤 수치 개선에 효과가 있다. 브로콜리와 시금치, 당근 등 채소류, 귀리와 현미 등 통곡물, 라즈베리, 과일, 병아리콩, 렌틸콩 등이 좋은 공급원으로 꼽힌다.

네 번째는 관절 염증을 줄이고 건강에 도움을 주는 음식 섭취다. 고등어, 참치, 정어리 등 오메가3 지방산이 풍부한 생선은 관절 근골격계의 통증과 뻣뻣함을 줄이는 데 도움이 된다. 카레의 주재료로 쓰이는 강황도 면역 기능을 높이고 관절염으로 인한 염증 완화에 좋다. 또한 아보카도를 비롯해 항산화제와 비타민, 미네랄이 포함된 딸기와 블루베리, 올리브 오일도 항염 작용 효과가 있다.

이 같은 영양소는 편중되지 않고 골고루 먹는 것이 이상적이다. 가령 단백질 섭취만 집중하면 중성지방이나 콜레스테롤이 증가해 고지혈증 등 혈관병 위험이 높아질 수 있다. 또한 과자나 빵 등 트랜스지방이 많은 음식, 동물성 기름이 많은 음식, 맵고 짜고 자극성 강한 음식, 가공육(햄, 베이컨)이 많이 포함된 음식은 물론 과식과 폭식 등 몸에 안 좋은 나쁜 식단을 멀리하는 지혜도 동반돼야 한다.

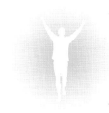

스트레스는
'행복의 적'

건강을 유지하는 데 중요한 요소로 균형 잡힌 식단, 충분한 수면, 적당한 운동이 꼽힌다. 여기에 더해 현대 사회에서 피할 수 없는 '스트레스 관리' 역시 필수적이다.

스트레스란 적응하기 어려운 환경에 처했을 때 느끼는 심리적·신체적 긴장 상태를 말한다. 스트레스(stress)라는 단어는 '팽팽하게 죄다'라는 뜻을 지닌 라틴어 스트링게르(stringere)에서 유래했다. 1936년, 캐나다 몬트리올대 생화학자 한스 셀리에(Hans Selye) 박사는 인체에 영향을 주는 외적·내적 자극을 스트레스라고 정의하며 이를 의학적으로 적용했다. 그는 스트레스를 과로, 손상, 약물 중독 등 외부 환경 요인으로 발생하는 육체적 스트레스와 불안, 초조, 분노, 걱정 등 내부 감정 변화로 발생하는 정신적 스트레스로 나누었다.

스트레스가 몸에 미치는
영향

일시적인 스트레스는 면역 반응을 높이는 긍정적인 효과가 있다. 그러나 장기간 지속되면 건강에 해를 끼친다. 스트레스는 각종 암, 비만, 당뇨, 두통, 고혈압, 불면증, 우울증, 피부 질환, 소화기 질환, 심혈관 질환 등 수많은 성인병과 관련이 있다. 특히 허리 통증을 비롯한 근골격계 통증에도 영향을 미친다. 스트레스를 '만병의 근원'이라고 부르는 이유다. 또한 이는 노년의 건강과 행복을 위협하는 '적'이기도 하다.

스트레스를 받으면 우리 몸은 부신에서 코르티솔, 에피네프린, 노르에피네프린 등의 호르몬을 분비한다. 스트레스 호르몬은 교감신경계를 활성화해 혈압을 상승시키고 심장 박동수를 증가시키며 근육의 긴장도를 높인다. 일상에서 목 뒤와 어깨, 등에 넓게 자리한 승모근이 잘 뭉치고 통증을 자주 느끼는 것도 이 때문이다. 스트레스 호르몬 중 하나인 코르티솔은 혈압을 유지하고 혈당을 조절하며, 염증과 알레르기 반응을 조절하고 에너지를 저장하거나 사용하도록 돕는 등 생명 유지에 필수적인 역할을 한다. 하지만 만성 스트레스로 인해 코르티솔이 과다 분비되면 문제가 발생한다.

코르티솔이 과잉 분비되면 근력은 감소하고 그 자리는 지방이 채워진다. 뼈도 약해지고 면역 기능이 떨어져 다양한 질환을 유발한다. 또한 아침에 일어나도 기운이 없고 하루 종일 피로감을 느끼는 부신 피로 증상이 나타날 수 있다. 스트레스로 인한 근육 긴장은 허리 디스크에 가는 부담을 늘려 증상을 악화시키며, 코르티솔의 과다 분비로 인해 체내 염증 조절 능력이 떨어져 염증 반응이 더욱 확산된다.

돌아보면 나 역시 병원 경영과 학회 활동 등으로 많은 스트레스에 시달렸다. 목표 달성을 위해 완벽을 추구하며 욕심을 부렸고, 뜻대로 풀리지 않을 때는 조바심과 실망감에 빠지곤 했다. 또한 사람과 일로 인해 받은 상처는 너무도 아팠다. 당시 스트레스를 정면으로 마주하며 혼자 끙끙 앓고 담아두는 경우가 많았다. 그 결과 두통, 목과 어깨 통증에 이어 '암'이라는 불청객까지 찾아왔다. 건강을 잃고 나서야 '세상 일이 마음먹은 대로 되지 않는다.'라는 사실을 절실히 깨달았다. 때로는 무심한 듯 세월과 시간의 흐름에 맡겨두는 것도 좋은 해결책이 될 수 있다고 생각한다.

무엇보다 스트레스는 원인을 완전하게 해소하지 않는 이상 절대로 사라지지 않는다. 또한 단번에 해결할 수도 없다. 따라서 자신만의 스트레스 완화법을 찾는 것이 중요하다. 가장 기본적인 방법은 충분한 휴식과 수면을 취하는 것이다. 몸과 마음을 재충전하고 스트레스를 줄이는 데 도움이 된다. 또한 술은 가급적 피하는 것이 좋다. 알코올은 일시적인 기분 전환에는 도움이 되지만, 코르티솔과 에피네프린을 증가시켜 오히려 스트레스를 악화시킨다.

적절한 운동도 스트레스 해소에 훌륭한 방법이 될 수 있다. 운동은 혈액순환을 촉진해 통증 유발 물질을 제거하고, 엔도르핀을 분비해 긍정적인 감정을 유지하는 데 도움을 준다. 또한 상쾌한 공기를 마시며 맨발로 황토길을 걷는 것도 코르티솔 수치를 정상화하는 데 효과적이다. 웃을 수 있는 일을 자주 만들고, 심호흡과 명상 등으로 심신을 이완하는 것도 스트레스 관리에 필요하다.

스트레스에 대한 마음가짐을 바꾸는 것도 중요하다. '할 수 없지.', '안 되면 다시 하지 뭐.', '그럴 수도 있지.'라고 생각하는 것은 포기가 아니라 달관을 의미하며, 마음속에 긍정과 여유를 채우는 과정이다. 이렇게 하면 신기할 정도로 몸도 부드럽고 편안해진다. 결국 마음을 풀어야 근육도 풀리고, 오늘을 살아갈 힘이 생긴다.

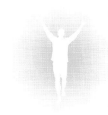

지금 이 순간을 사세요, 선물처럼

수도권의 한 대학병원에서 '운동'에 대한 건강 강연을 한 적이 있다. 강의가 끝난 후 질의응답 시간에는 참석자들의 열기가 뜨거웠다. 강의실 중앙에 앉아 있던 한 분이 손을 번쩍 들고 일어나 질문을 던졌다.

"선생님, 저는 구강암에 이어 자궁경부암 4기 진단을 받고 치료 중인데요. 80세까지는 살고 죽어야 할 텐데… 어떻게 하면 가능할까요?"

연세를 여쭤보니 "76세"라고 하셨다. 나는 "사람이 늙으면 암도 늙습니다. 암세포가 더 이상 자라지 않고, 함께 살아가는 경우도 많습니다. 걱정하지 마시고 운동을 열심히 해서 체력을 키우면 이겨낼 수 있습니다."라고 답했다. 질문을 했다는 그 자체만으로도 삶에 대한 강한 의지와 희망의 표현이기에 충분히 이룰 수 있다고 생각했다. 집으로 돌아와 강연의 장단점을 돌아보던 중, 그분에게 중요한 말을 빼먹었다는 걸 깨달았다. 그때 지인이 보내준 문자가 떠올랐다. 고개가 절로 끄덕여지는 내용이었다.

"어제는 역사고, 내일은 미스터리이며, 오늘은 선물이다."

이를 금전과 연관시켜 "과거는 부도수표, 미래는 약속어음, 오늘은 현금이다."라는 말도 덧붙였다. 오늘이 시작되는 순간, 이미 선물 같은 하루가 주어지기에 현재(present)가 곧 선물(present)이라는 의미였다.

지금 이 순간은 곧 지나가고, 다시 돌아오지 않는다. 그렇기에 오늘을 잘 살고, 오늘을 즐기며, 하루를 소중히 마무리하는 것이야말로 삶이 준 선물에 대한 예의이며, 웰 다잉(well dying)으로 가는 길이라 할 수 있다.

'나중에 형편이 되면'은 없다

나를 포함한 우리 시대의 중년들은 그동안 앞만 보고 쉼 없이 달려왔다. 보다 나은 미래를 위해 현재의 낭만과 즐거움을 뒤로한 채 고생도 참고, 치열하게 살아왔다. 그래서 무엇이든 '형편이 되면 다음에 하자'고 미루는 것에 익숙하다.

나영무의 통증회복력

건강도 마찬가지다. 이를 악물고 참고 지내다가 결국 병이 깊어진 뒤에서야 병원을 찾지만, 치료의 골든타임은 이미 지나간 뒤다. 나 역시 암을 겪으면서 내가 머무는 지금 이 순간이 가장 행복하고 중요한 순간이라는 걸 알게 되었다. 그래서 지금은 '청바지' 마음으로 살고 있다. 청바지란 '청춘은 바로 지금'의 줄임말이다. 지나간 시간에 대한 후회, 아직 오지 않은 미래에 대한 막연한 불안감을 가질 필요는 전혀 없다. 대신 지금 이 순간을 마음껏 후회 없이 즐기는 것이 최고의 삶이다.

버킷리스트를 작성해 보자

이러한 삶을 실천하는 방법 중 하나가 버킷리스트를 작성하는 것이다. 버킷리스트(bucket list)라는 말은 '킥 더 버킷(kick the bucket)'에서 유래됐다. 이는 중세 시대 교수형을 집행하거나 자살할 때 올라서는 양동이를 걷어찬다는 의미로, 이후 죽기 전에 꼭 해보고 싶은 일들을 정리한 목록이라는 뜻으로 발전했다.

나 역시 버킷리스트를 작성하고 있다. 그중 단연 1순위는 가족과의 여행이다. 가족은 힘든 투병 생활을 버틸 수 있도록 해준 은은한 빛이자 수호신이었다. 그래서 주말마다 가족과 함께 걷기 좋은 숲속 길을 찾아 나섰다. 오대산 전나무 숲길, 선재길, 백담사 가는 길 등을 거닐면서 삶의 또 다른 즐거움을 느꼈다. 덕분에 전국 곳곳에 예쁜 둘레길과 숲속 산책길이 잘 조성되어 있다는 사실도 새삼 알게 되었다. 특히 자연이 주는 기운을 듬뿍 받으며 몸이 좋아지는 것은 물론, 가족 간의 사랑도 더욱 깊어져 일석이조의 효과를 누렸다.

버킷리스트는 삶의 의미를 되돌아보고, 주어진 시간을 알차게 활용할 수 있는 유익한 도구다. 또한 의미 있는 경험과 함께 자신의 꿈과 소망을 구체화하면서 주도적인 삶을 이끌어 인생을 더욱 풍요롭게 해준다.

'시간은 금이다.' 이 말 속에서 가장 귀한 '금'은 바로 '지금'이다. 선물처럼 주어진 지금 이 순간을 자신만의 색깔로 멋지고 개성 있게 물들여 나가보자.

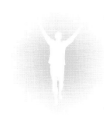

살다 보면
살아진다

'라포(Rapport)'는 두 사람 사이의 상호 신뢰 관계를 뜻하는 말로, '다리를 놓다'는 의미의 프랑스어에서 유래했다. 의료계에서는 의사와 환자 사이의 친밀감 형성을 의미하는 용어로 사용된다.

라포가 형성되면 의사와 환자는 서로 '윈-윈'할 수 있다. 의사는 환자와의 원활한 소통을 통해 통증의 원인을 정확히 파악할 수 있고, 환자는 치료 과정에 적극적으로 참여하게 되어 치료 효과가 높아진다. 무엇보다 치료에 대한 이해와 믿음이 생기면 환자의 마음속에 질환을 극복할 수 있다는 '희망'이 자라난다.

그러나 라포라는 다리를 놓는 과정은 결코 쉽지 않다. '진정성'과 '관심'은 숙성하는 데 시간이 필요한 요소이기 때문이다. 특히 허리와 무릎 등 근골격계 만성 통증 환자들의 경우, 환자와의 신뢰를 쌓기까지 더 많은 노력이 필요하다.

환자와의 라포를 형성하는 첫 관문은 의심을 해소하는 일이다. 대부분의 환자들은 병원에 들어설 때부터 여러 가지 의구심을 품고 있다.

'이 의사는 정말 실력 있는 의사일까?'

'괜히 불필요한 검사나 치료를 권하며 과잉 진료를 하는 건 아닐까?'

일부 환자들은 '어디 한 번 내 병을 제대로 진단해 보라'는 듯한 태도를 보이기도 한다. 이런 경우 환자의 신뢰를 얻는 가장 좋은 방법은 정확한 진단이다.

진료 과정에서 시진(환자의 상태를 눈으로 관찰), 촉진(직접 만져보며 확인), 문진(통증 부위 및 증상에 대한 질문), 검사 장비를 이용한 검진을 종합적으로 시행하면서 진단의 퍼즐을 완성해 나간다.

그다음에는 환자와 눈을 맞추고, 진단 결과를 설명하며 2차 문진으로 이어진다. 여기서 중요한 포인트는 과거 병력과 현재의 사회적 활동이다.

"과거에 허리나 무릎을 다친 적이 없으신가요?"라고 물으면, 많은 환자들이 "아니요, 그런 적 없어요."라고 답한다. 하지만 몸에 남은 흔적은 거짓말을 하지 않는다. "천천히 다시 한 번 생각해 보세요."라고 말하며 환자에게 시간을 주면, 점차 기억을 떠올리는 경우가 많다.

이처럼 환자의 통증 원인을 찾아내고, 맞춤형 처방을 제공하는 과정에서 비로소 환자의 의심이 풀리고 신뢰가 싹튼다. 이렇게 라포 형성의 밑그림이 그려진다.

환자에 대한 관심이 쌓이면서, 진료실은 어느덧 의사와 환자의 '사랑방' 같은 공간이 된다. 치료에 대한 대화뿐만 아니라, 가끔은 세상 사는 이야기도 나눈다. 내 환자 중에는 개인 사업자나 중소기업 대표들이 많다. 그분들은 경기 변동에 민감한 직종에 종사하다 보니, 가끔 진료실에서 한숨 섞인 이야기를 털어놓는다.

"원장님, 월급날이 다가오는 게 제일 무섭습니다."

그 마음이 충분히 이해된다. 나 역시 병원을 운영하는 입장에서 예외일 수 없기 때문이다.

버티는 힘이
우리 몸을 지킨다

암 투병으로 인해 생긴 진료 공백 탓에 한때 병원 경영에 빨간불이 켜졌다. 설상가상으로 코로나19까지 겹치면서 상황은 더욱 악화되었다. 한동안 '이제 병원 문을 닫아야 하나?'라는 고민이 머릿속을 떠나지 않았다. 그러나 내 빈자리를 묵묵히 메워 준 병원 직원들을 보면서 가슴이 뭉클했다. 또한 진료를 마치고 나가는 환자들이 건네는 따뜻한 격려가 흔들리던 내 마음을 붙잡아 주었다.

"원장님, 갈수록 건강해지는 모습이 보기 좋습니다. 언제나 응원합니다."

나를 믿고 따라주는 사람들을 위해 다시 한 번 시작해 보자는 마음을 먹었다. 그렇게 하루하루를 버텨 나갔다. 하루가 모여 한 달이 되고, 한 달이 모여 1년이 되듯, 병원도 세월의 두께를 쌓아가며 다시 자리 잡아갔다. 이 과정에서 나는 '버티는 힘'이 얼마나 중요한지를 깨달았다. 결국 살다 보면 살아진다는 말을 몸소 실감하게 되었다.

우리 몸도 이와 비슷하다. 근력 운동에는 두 가지 종류가 있다. 동작을 만드는 근력과 버티는 근력이다. 대부분의 사람들이 하는 근력 운동은 동작을 만드는 근력을 키우는 데 초점이 맞춰져 있다. 하지만 부상을 막는 데 중요한 역할을 하는 것은 '버티는 근력'이다.

예를 들어, 무릎을 구부리고 1분 동안 유지하는 동작을 하면 주저앉는 부상을 예방할 수 있다. 또한, 발목을 벽에 대고 밀며 버티는 힘을 기르면 운동 중 발목이 돌아가는 것을 막아 부상을 방지할 수 있다. 이처럼 버티는 힘은 단순한 운동 능력을 넘어, 몸을 지키는 데 핵심적인 역할을 한다.

고물가, 고금리 등으로 인해 경제 상황이 어려울수록 우리의 삶도 팍팍해진다. 지금은 마치 어두운 터널 속을 지나가는 듯한 기분이 들 수도 있다. 하지만 슬기롭게 버텨낸다면, 터널의 끝은 반드시 존재한다.

내 삶의 무게가 버거운 순간마다 나는 고(故) 박완서 소설가의 말을 되뇌었다.

"인생은 참고 사는 것이 아니라 견디는 것이다."

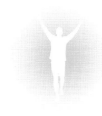

옆집 아줌마보다
임상의학 통계를 신뢰하라

의사에게 진료실은 단순한 진료 공간이 아니다. 환자와 소통하는 공간이자 희로애락을 함께하는 인생의 배움터이며, 세상의 흐름을 엿볼 수 있는 작은 창(窓)이다.

내 진료실을 찾는 주요 환자는 운동선수를 비롯해 중년 여성과 장년층이 많았다. 하지만 2020년 코로나19가 발생하면서 작은 변화가 생겼다. 2030세대, 즉 MZ세대 환자들이 빠르게 증가한 것이다. 그 중심에는 '골린이'와 '테린이'가 있다. 이는 골프 또는 테니스에 '어린이'를 합쳐 만든 신조어로, 갓 입문한 초보자를 뜻한다. 이들 대부분은 손가락부터 팔꿈치까지 이어지는 힘줄과 근육의 과사용으로 인한 통증을 호소하며 병원을 찾았다.

골린이와 테린이의 증가 원인은 단순하다. 건강을 챙기면서도 코로나로 인한 답답함을 해소하고자 하는 욕구가 반영된 결과였다. 2022년 중반까지는 골린이 환자가 7, 테린이 환자가 3의 비율로 골프 쪽이 많았다. 그러나 2023년부터는 상황이 역전되었다. 테니스가 더 인기를 끌면서 비율이 2 대 8로 바뀐 것이다. 아마도 혹독한 경제 한파의 영향이 커 보였다.

통증의 원인을 찾는 중요한 요소, 직업

수많은 환자들을 만나며 통증의 원인을 찾는 과정에서 무시할 수 없는 요소가 '직업'이다. 신체의 특정 부위를 많이 사용하는 직업적 특성이 통증의 유발점일 수 있어서다. 신체의 특정 부위를 반복적으로 사용하면 근육과 인대, 힘줄, 연골 등에 지속적인 스트레스가 쌓인다. 이로 인해 결국 통증과 손상이 발생하는 것이다.

예를 들어 고객 서빙을 위해 손을 많이 사용하는 항공사 승무원은 손목건초염과 손목터널증후군, 가야금 등 악기 연주자는 손가락 통증, 장시간 앉아서 일하는 택시기사는 허리질환, 컴퓨터 프로그래머 등 사무직은 목 디스크, 서서 일하고 많이 걷는 골프장 캐디는 무릎 통증 및 족저근막염에 시달린다.

진료 과정에서 새로운 질환을 발견해 더 큰 화를 피하는 경우를 종종 경험한다. 그럴 때면 의사로서 큰 보람을 느낀다.

　40대 중반의 김모 씨는 허리가 아프고, 다리가 당기면서 떨리는 증상으로 집 근처 병원을 찾았다. 그는 허리디스크 진단을 받고 5개월 넘게 물리치료를 받았지만 증상이 호전되지 않았다. 결국 내원한 그는 "허리 통증이 여전하고, 누워서 다리를 드는 것도 힘들며, 걷기도 불편합니다."라고 호소했다.

　정밀 검사를 진행한 결과, 허리디스크가 아닌 흉추 12번 척수에서 종양이 발견되었다. 종양이 신경을 눌러 디스크와 유사한 증상을 유발했던 것이다. 원기둥 형태인 척수는 뇌와 연결돼 척추를 지나는 중추신경계에 속한다. 척수에 종양이 생기면 다리의 근력 약화와 감각 이상, 심한 경우에는 척수 손상과 마비를 유발할 수 있다. 김 씨의 경우, 수술적 치료가 필요해 상급 종합병원으로 신속히 이송되었다. 덕분에 더 심각한 상황을 피할 수 있었다.

의사의 판단보다
옆집 아줌마 말을 신뢰할 때

반면, 의사의 판단보다 옆집 아줌마 말을 신뢰하는 환자를 만날 때 의사로서 맥이 빠진다.

　50대 후반의 여성이 허리에 심한 통증과 다리 저림을 호소하며 내원한 적이 있는데, 디스크 탈출 때문이었다. 환자에게 "마비 증상이 없기에 당장 수술할 필요성은 낮습니다."라는 의견과 함께 시술 및 주사, 재활 등 치료 방법도 이야기했다. 설명을 들은 환자는 "통증으로 일상생활이 너무 괴로워 시술을 받고 싶습니다."라고 말했다. 하지만 일주일 뒤 진료 때는 시술은 받지 않겠다고 태도를 바꾸었다. 이유를 물어보았는데, 옆집 아줌마가 병원 치료 대신 집 근처에서 교정 치료를 받는 게 낫다고 권유했다는 것이다. 자신의 몸에 대한 문제를 비전문가의 판단에 맡겼다는 사실이 안타까웠다.

가끔 진료실에서 접하는 일인데, 환자들이 친구나 지인 또는 친척, 그리고 빠지지 않는 옆집 아줌마 등 주변 사람들의 말을 너무 쉽게 믿고 따른다. 의학적 판단이 비집고 갈 틈을 주지 않고, 인터넷에서 검증되지 않은 정보와 개인적 체험 등에 휘둘리는 것이다. 참으로 난감하다. 이런 경우에는 '주변인들의 말이 아닌 최소 의사 3인의 판단'을 구한 뒤, 개인의 상황에 맞는 선택을 하는 것이 바람직하다.

의사들은 수많은 환자를 접하면서 질환의 원인과 치료, 재발 방지 등에 대해 다양한 경험과 노하우를 지니고 있다. 재활의학과, 정형외과, 신경외과 등 전공하는 관점에서 질환을 다각도로 바라보면 객관성을 확보할 수 있어서다. 그래서 기초의학은 '과학'의 영역이지만, 임상의학은 '통계'의 영역에 가깝다.

무엇보다 의학에는 절대적인 것이 없고, 우리네 인생사가 모두 다르듯 같은 질환이라도 개인별로 차이가 있기에 의학적 판단과 경험이 중요하다. 몸에 찾아온 질환을 대처하는 주체적 책임은 자신에게 있다. 주변인들의 말에 현혹되지 말고, 의사의 지혜와 경험을 귀담아들어 현명한 선택을 하는 것이 몸 건강을 지키는 길이다.

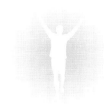

재활의 핵심은
'쉬며 움직이며'

재활(再活)의 사전적 의미는 다시 활동하게 한다는 뜻으로, 일상으로의 복귀가 목표다.

재활의학의 태동은 전쟁과 깊은 관련이 있다. 재활의학의 창시자로 불리는 미국의 하워드 러스크 박사(Howard A. Rusk)는 제2차 세계대전이 발발하자 군의관으로 자원해 부상당한 군인들을 치료했다. 당시 병상에 누워만 있는 환자들을 지켜본 그는 목발을 짚을 수 있는 환자들에게 걷기와 가벼운 운동을 시키며 신체 활동 능력을 키웠다. 그랬더니 병사들의 부상 회복 속도가 빨라져 소속 부대로의 복귀율이 높아지게 됐다. 그는 움직여야 몸의 기능이 살아난다는 것을 현장에서 절실히 느꼈다.

전쟁이 끝난 뒤에도 그는 장애가 남은 군인들이 사회에 복귀할 수 있도록 재활 프로그램을 만들어 보급했고, 세계 최초로 뉴욕대에 재활의학과를 개설해 세계화의 씨앗을 뿌렸다. 이처럼 재활에서 중요한 것은 운동, 즉 몸을 움직이는 것이다.

운동 부족이 부른 악순환

유럽에서 활동 중인 바이올린 연주자 A 씨가 내원한 적이 있다. 손목 통증 치료를 위해 서울에 온 뒤 서너 군데 병원을 다녔지만 증세가 나아지지 않고 오히려 악화되었기 때문이다. 엄지손가락을 움직일 때마다 손목 부위가 아프고 시큰거려 악기를 잡지 못하는 답답함도 호소했다. 그의 병명은 손목을 지나는 힘줄에 염증이 생긴 손목건초염으로, 연습과 공연 등 오른손을 반복해서 사용한 것이 원인이었다.

그동안 그는 '직업병이니 쉬는 게 상책이다.'라는 휴식 권고와 함께 스테로이드 주사를 맞았다. 하지만 2~3개월가량 괜찮다가 이후 통증이 다시 재발되는 악순환을 겪었다. 가장 큰 이유는 아무것도 하지 않고 그냥 쉬기만 했기 때문이다. 쉬게 되면 염증은 가라앉지만, 근육은 더 약해지고 뭉쳐진다. 근육이 마르고 약해지면 힘줄에 염증이 다시 생겨 이전보다 훨씬 강한 통증을 불러온다. 쉬더라도 근육을 강화하는 운동을 함께해야 통증의 악순환 고리를 끊을 수 있었는데, 이를 간과한 것이다.

일정이 바쁜 그를 위해 충격파 치료와 조직 재생 주사를 처방하고, 손을 합장한 상태에서 서로 미는 손목 힘줄 강화 운동 등을 알려줬다. 이후 그는 3주간 휴식과 운동을 병행한 결과, 60~70퍼센트 회복세를 보인 뒤 유럽으로 돌아갔다.

꾸준한 재활이 만든 변화 ●〜〜〜〜〜〜〜〜〜〜〜〜〜〜〜〜

재활의 기본을 충실히 해서 '작은 기적'을 이룬 사례도 있다. 주인공은 그라운드를 야생마처럼 누비며 '한국의 드로그바'로 불렸던 신영록이다.

그는 2011년 5월 8일 K리그 경기 도중 부정맥으로 인한 심장마비로 쓰러졌다. 46일 만에 의식을 찾았지만, 정상적인 삶을 살기는 어려웠다. 뇌 손상과 함께 세밀한 근육을 자신의 의지대로 쓸 수 없었기 때문이다.

그는 끝이 보이지 않는 재활 치료의 길로 들어섰다. 하지만 이마저도 쉽지 않았다. 불의의 사고를 당한 후 1년간 입원을 거쳐 2012년 가을부터 5년간 재활 치료를 받았던 서울의 한 병원에서 치료 중단을 통보받은 것이다. 입원 후 3개월이 지나면 병원 측이 건강보험공단에 청구할 수 있는 의료비가 40퍼센트나 삭감되기 때문이다. 이는 장기 입원에 따른 보험 재정 낭비를 막기 위한 조치였지만, 만성 재활 환자들에게는 난감한 상황이었다.

하루아침에 치료받을 병원이 없어졌다는 그의 딱한 사정을 듣고 2017년 6월부터 그와의 동행을 시작했다. 당시 그는 의사소통은 가능했지만 말투가 어눌했고, 방금 나눈 대화도 금세 잊어버렸다. 특히 몸의 균형 감각이 떨어져 활동 도우미 없이 걷는 것도 어려웠다.

오랜 기다림이 필요한 재활의 시간 속으로 함께 들어갔다. 걷기 훈련, 물건을 집고 이동하는 훈련, 자전거 타기 등 적절한 휴식과 함께 재활의 발걸음을 꾸준히 이어 나갔다. 그의 회복 속도는 매우 느렸지만, 체력이 뒷받침되면서 차츰차츰 좋아져 이전과는 다른 새로운 삶을 꿈꿀 수 있는 수준까지 도달했다. 혼자서 신발을 신고, 혼자서 숟가락과 젓가락으로 식사하며, 또렷하게 대화를 나눌 정도로 호전된 것이다.

그를 통해 재활의 기본이 얼마나 중요한지를 다시 한번 느꼈다. '쉬며 움직이며'를 통해 통증 환자들이 활기찬 삶을 선물받기를 응원한다.

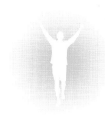

통증치료는 천천히,
긍정적으로

킬리만자로(5,895m)는 아프리카 대륙 최고봉이다. '빛나는 흰 산'이라는 뜻처럼, 정상부인 우후루피크에 쌓인 만년설의 풍광은 감탄을 자아낸다. 특별한 등반 장비나 기술이 없어도 아프리카 최고봉에 도전할 수 있는 매력 때문에 관광객의 발길이 끊이지 않는다.

정상에 오르는 희열을 맛보기 위해선 고소증을 극복해야 한다. 고도가 높아질수록 숨 쉬기가 어렵고, 발걸음을 떼는 것도 힘겨운데다 두통 등 육체적 고통이 심하기 때문이다. 이럴 때 현지인 포터와 가이드 등으로 구성된 등반 길라잡이들이 두 개의 단어를 다정하게 내뱉어 준다.

첫 번째는 '뽈레, 뽈레'인데, 우리말로 '천천히, 천천히'라는 뜻이다. 5박 6일로 진행되는 등반 일정에서 매일 정해진 목적지에 도

달하기 위해서는 자신만의 페이스를 유지하라는 응원의 의미가 녹아 있다.

다른 하나는 '하쿠나 마타타(Hakuna Matata)'다. 걱정 또는 문제가 없다는 뜻으로, '모든 것이 잘 될 것이다.'라는 긍정적인 마인드를 의미한다. 영어로 번역하면 'All is well.'이다. 정상에 오르는 것은 자신과의 고독한 싸움이기에 마음가짐이 중요하다는 것을 일깨워 주는 말이다.

이 같은 마음가짐은 근골격계 질환을 앓고 있는 환자들에게도 매우 중요하다. 통증을 대하는 태도와 마음가짐에 따라 회복 속도가 좌우되기 때문이다.

회복 속도를 결정하는
마음가짐

50대 초반의 가정주부 이모 씨는 초기 무릎 관절염으로 내원했다. 진료하는 동안 "나을 수 있을까요?", "불구는 안 될까요?" 등 질문이 이어졌다. 하지 않아도 될 걱정이 많은 분처럼 보였다. 또한, 집안일도 완벽해야 직성이 풀리는 성격 탓에 제대로 쉬지도 못하고 몸을 무리하게 움직였다. 결국, 3~4주면 충분히 회복할 수 있었지만 두 달 가까이 병원을 다녀야 했다.

반면, 60대 중반의 임모 씨는 심한 허리 통증으로 인해 휠체어를 타고 진료실에 왔다. 검사를 해보니 척추가 휘어져 있었고, 척추 협착증은 물론 허리 디스크 탈출도 심해 다리 저림과 마비 증상까지 나타난 상태였다. 수술이 필요한 상황이었지만, 환자는 수술이 두려워 재활로 치료하겠다며 간곡히 요청했다.

임 씨는 젊어서 안 해본 일이 없었다고 말할 만큼 부지런하고 적극적이며, 긍정적인 성격을 지녔다. 회진할 때 그녀는 "아파 보니 내 몸이 소중하다는 걸 알게 됐어요. 여기서 치료 잘 받으면 나을 것 같은 기분이 들어요."라며 밝게 웃었다.

디스크 및 협착증 시술을 받은 후에도 병실 복도를 걷고, 도수 치료와 재활 운동을 꾸준히 병행했다. 40여 일의 입원 기간이 끝난 뒤, 휠체어를 타고 왔던 그녀는 걸어서 병원을 나갔다. 이후 호주로 건너가 손주를 돌보고 오는 등 지금도 건강한 생활을 유지하고 있다.

솔직히 말해, 반신반의하며 임 씨를 치료했지만 어떻게 그렇게 좋아졌는지 정확히 설명하기 어렵다. 아마도 긍정의 힘이 크게 작용한 것 같다. 만성 통증 환자들이 치료를 시작할 때 우선적으로 신경 써야 하는 것은 '나을 수 있다'는 희망이다. 부정적인 생각과 불안은 인체의 면역력을 떨어뜨린다. 면역력이 떨어지면 병세는 더욱 악화되기 마련이다.

반면, 희망과 긍정적인 마음을 가지면 면역력이 향상되어 병을 이겨낼 수 있다는 사실은 이미 의학적으로도 증명되었다. 희망과 긍정의 마음은 통증회복력을 높이는 훌륭한 '발효제'인 셈이다.

질환도 사람 사는 인생과 비슷하다. 열심히 가꾸고 희망을 찾아 노력하면 좋은 결실을 맺듯, 병도 긍정적인 생각과 강한 의지로 얼마든지 극복할 수 있다. 통증 치료를 막 시작하는 사람들은 마음속으로 자신만의 주문을 힘차게 외쳐 보자. "하쿠나 마타타!"

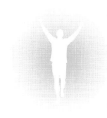

건강한 몸은 그 자체로
가장 안전한 노후대비

노후 삶의 질을 좌우하는 키워드는 중년의 건강관리다. 체력과 근육량을 늘려 건강한 노후를 맞이할지, 아니면 아픈 노후를 병원 침대에서 보내야 할지가 결정되기 때문이다. 특히 노년 생활비 가운데 큰 비중을 차지하는 '의료비' 문제와도 직결된다.

삼성생명 인생금융연구소가 1인당 생애 총의료비를 분석한 자료에 따르면, 국민 한 사람이 태어나서 죽을 때까지 약 1억 4,560만 원을 사용하는 것으로 조사됐다. 이 가운데 65세 이후 지출하는 의료비가 약 7,960만 원으로, 전체 의료비의 절반을 넘는다.

2022년 건강보험통계연보에 따르면, 연평균 1인당 노인(65세 이상) 진료비는 534만 원으로, 전체 인구 1인당 진료비인 206만 원보다 약 2.5배나 많다. 하지만 이 통계에는 건강보험이 적용되지 않는

비급여 진료비가 포함되지 않아, 실제 의료비 지출은 훨씬 더 많다.

특히 간병비의 경우 건강보험이 적용되지 않아 개인이 전액 부담해야 한다. 최근 인건비 상승으로 인해 월 300만~400만 원에 달하며, '간병 지옥', '간병 파산'이라는 말이 나올 만큼 부담이 급증하고 있다.

잘 걷는 것이
건강한 노후의 시작

노년 건강에서 가장 중요한 것은 잘 걷는 것이다. 독립적인 보행을 위해서는 충분한 근육량이 필수적이다. 근육량이 부족하면 체력이 떨어져 퇴행성 질환이나 만성 질환을 유발할 가능성이 크다. 또한, 낙상의 위험이 커지고, 뼈와 관절에 가해지는 부담이 증가해 대사 질환 발병 위험도 높아진다.

근육은 1킬로그램당 20킬로칼로리를 소모하는데, 근육이 감소하면 소모되지 못한 지방과 탄수화물이 체내에 남아 심혈관 질환을 유발할 수 있다. 이로 인해 다양한 합병증이 생길 위험이 커지고, 결국 요양병원에 입원할 가능성이 높아진다.

언론에서 흥미로운 기사를 봤는데, 국민건강보험공단 자료에 따르면 65세 이상 노인의 경우 사망 전 요양병원에서 평균 460일, 요양원에서 904일을 보내는 것으로 나타났다. 즉, 병원에서 약 2

년을 머무르는 셈이다. 이를 연간 3,000만 원의 비용으로 계산하면, 근육 1킬로그램의 감소는 약 400만~600만 원의 경제적 손실을 초래하는 것으로 추산된다. 더불어 간병비 부담과 삶의 질 저하까지 고려하면, 근육 1킬로그램의 가치는 약 1,400만~1,600만 원에 달한다. 노년 생활에서 근육의 중요성을 상징적으로 보여주는 수치다.

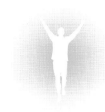

노후 건강을 책임지는
근육들

노후에는 건강을 잘 유지하는 것만으로도 흑자 인생을 살 수 있다. 은퇴 시기가 되면 수입은 급격히 줄어들지만, 돈이 들어갈 곳은 여전히 많다. 이러한 생계비 부담 속에서 건강까지 잃으면 가계는 적자로 돌아설 수밖에 없다. 암을 비롯해 허리 디스크 등 근골격계 질환에 걸리면 수술비, 치료비, 간병비 등으로 지출이 급증하기 때문이다.

물론, 의료비를 사전에 대비하는 것도 중요하지만, 하루라도 빨리 체력 관리에 투자하는 것이 훨씬 낫다. 중년은 노년으로 넘어가는 길목에서 건강 관리의 '마지노선'이다. 즉, 중년은 노년에 사용할 근육을 저축하는 시기다.

미리 탄탄한 근육을 만들고 체력을 꾸준히 강화하면, 무병장

수의 길을 닦을 수 있다. 특히 노년에는 걷는 것이 중요하다. 단순 명료하게 말하면, '와사보생(臥死步生)', 즉 "누우면 죽고, 걸으면 산다."는 뜻이다.

노년에는 몸의 균형을 잡는 것이 가장 중요하다. 이를 위해 엉덩이, 허벅지, 종아리 등 하체 근육 강화에 신경 써야 한다.

허벅지 근육: 허벅지는 우리 몸을 움직이는 '엔진'이자, 운동의 주춧돌이다. 허벅지 근육은 대퇴사두근(앞쪽 근육), 햄스트링(뒤쪽 근육)으로 나뉘며, 몸 전체 근육량의 30퍼센트를 차지할 정도로 크다.

엉덩이 근육: 엉덩이 근육은 대둔근, 중둔근, 소둔근으로 나뉘며, 걷고 뛰는 데 필요한 에너지를 공급하고 혈액순환과 신진대사에 관여한다. 또한, 허리를 보호하고 골반을 지지하기 때문에 허벅지가 튼튼해야 몸을 제대로 지탱할 수 있다.

종아리 근육: 종아리는 지방이 적고 근육이 풍부해 '근육의 보물창고'로 불리며, 허벅지 다음으로 큰 근육이다. 특히, 혈액순환에 중요한 역할을 한다. 종아리는 발밑까지 내려온 혈액을 심장으로 다시 올려주는 혈류 펌프 기능을 하는데, 수축 시 혈액순환이 최대 50배까지 증가한다. 종아리 근육이 약하면 혈액순환이 원활하지 않아 심부전증, 심근경색, 뇌졸중 등 각종 성인병을 유발할 수 있다. 이 때문에 종아리는 '제2의 심장'이라 불린다.

각종 연금이 경제적 노후를 위한 준비라면, 근육과 체력은 육체적 노후를 확실히 보장해 주는 최고의 재산이다. 노후에 진정한 부자는 근육 부자다.

6장

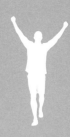

진료실에서
가장 많이 듣는
통증 질문 25

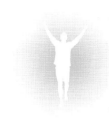

통증에 관한
무엇이든 물어보세요

근골격계 질환은 근육, 신경, 인대 및 관절 조직 등에서 발생하는 손상과 통증을 의미한다. 목과 어깨, 허리와 골반, 무릎과 발목 등 우리 몸의 여러 부위에서 나타날 수 있으며, 그만큼 증상도 다양하다. 이에 따라 진료실에서 환자들이 궁금해하는 질문도 많다. 어떤 환자는 A4용지 세 장에 자신의 증상, 타 병원 진료 이력, 복용 중인 약 등을 꼼꼼히 적어 와 치료 및 재활 계획을 문의한다. 평범한 일상으로 복귀하려는 강한 의지가 느껴져서, 하나라도 더 알려주고 싶은 마음이 든다.

그동안 진료실에서 환자들이 자주 물어보는 질문을 정리해, 이에 대한 답을 글로 정리해 본다.

허리 질환인데 한 병원은 수술을, 다른 병원은 시술을 권하는데 어떻게 해야 하나요?

A 환자들이 가장 고민하는 지점이자 가장 많이 받는 질문 가운데 하나다.

수술은 외과적으로 메스로 절개하고 질병 부위를 찾아 제거하거나 봉합하는 과정을 말한다. 조직 손상이 동반돼 소량이라도 출혈을 피할 수 없지만, 질환 부위를 없앨 수 있어 단기간에 효과를 볼 수 있다. 하지만 나중에 후유증으로 더 고생할 수 있다.

반면, 시술은 수술과 유사하지만 칼을 사용하지 않고, 내시경이나 카테터 등으로 막힌 곳을 뚫거나 확장하거나 염증을 제거하는 것을 말한다. 당장의 효과는 수술보다 적을 수 있지만, 조직 손상이 거의 없고 후유증 없이 치료할 수 있는 장점이 있다. 증세가 남아 있으면 재활을 통해 자연 치유를 유도할 수 있다.

2장에서 언급한 허리 디스크 1~3단계는 근육 마비만 없다면 시술을, 4단계는 수술이 필요한 경우로 생각한다(58페이지 참고). 그러나 4단계라도 마비 증세가 없으면 시술을 먼저 해보고 난 뒤 한 번 기다려 볼 수 있다. 하지만 발목 힘이나 근력이 갑자기 확 떨어진 경우, 대소변 장애가 있는 경우에는 응급으로라도 수술을 받아야 한다.

무릎의 경우도 다르지 않다. 전방십자인대가 완전 파열된 경우에는 수술 외에는 답이 없다. 하지만 부분 파열의 경우에는 할 수도 있고, 하지 않을 수도 있다. 무릎 연골이 찢어진 경우도 마찬가지다.

경험에 비추어 볼 때, 수술과 시술의 경계가 모호한 경우에는 환자가 처한 상황이 판단 기준이다. 가령 운동선수, 등산 마니아, 생업을 위해 무거운 물건을 계속 들어야 하는 사람 등은 수술을 권유한다. 반면 골프 등 취미 활동을 무리하게 하지 않고, 일상생활을 하겠다는 분들에게는 비수술적 치료를 조언한다.

설령 수술을 하게 되더라도 재활을 통해 근력을 보강한 후 수술을 하면 수술 결과도 좋고, 수술 후 회복도 빠르다.

Q02. 가벼운 조깅이나 트레킹 후 엉덩이 통증은 물론 허벅지도 아파요. 어떤 때는 사타구니 통증이 심한데 어디가 문제인가요?

A 고관절 질환이 의심된다. 고관절은 일명 '엉덩이관절'로, 골반 뼈가 얹혀 있고 양쪽 다리의 대퇴골과 연결돼 있다. 고관절에서는 움직임이 전후좌우로 일어나기에 걷기와 달리기는 물론 스포츠 활동도 가능하게 해준다. 또한, 체중을

두 개의 고관절로 분산시켜 다리에 전해지는 스트레스를 줄여주는 기능도 한다.

척추의 힘이 골반으로 전달되고, 이것이 고관절로 이어진다. 바꿔 말하면, 고관절은 척추와 골반과 함께 한 덩어리를 이루어 움직이는 것이다. 고관절에 이상이 생기면 운동 범위가 줄어들고, 사타구니에 통증이 발생해 걷는 것이 불편해지는 등 일상생활에 지장을 준다.

만일 엉덩이 쪽에 뻑뻑한 느낌이 들고, 걸을 때 통증으로 인해 절뚝거리거나 다리가 완전히 펴지지 않으며, 장시간 서 있거나 걷는 것이 힘들다면 고관절에 문제가 생긴 것이다.

통증의 원인은 오랜 시간 쪼그려 앉아서 일하거나, 달리기를 자주 하거나, 골반이 틀어지는 것, 그리고 노화로 인해 연골이 닳는 고관절염을 비롯해 고관절 주위 점액낭에 염증이 생기는 고관절 점액낭염 등으로 인한 것이다.

고관절 통증은 치료가 어렵고 회복 기간도 길어 가급적 초기에 발견해 관리하는 것이 중요하다. 예방을 위해서는 고관절 내 작은 근육들을 강화하는 운동과 유연성을 길러주는 운동을 꾸준히 해야 한다.

또한, 올바른 자세도 중요하다. 체중이 한쪽 엉덩이 쪽으로 쏠리지 않게 골고루 분산되도록 앉는 것이 좋으며, 절대 다리를 꼬고 앉으면 안 된다.

A 옆구리 통증은 콩팥이나 위 같은 내과적 질환이 원인일 수 있으므로 먼저 확인이 필요하다. 이를 제외하면 대부분 근육통이다.

통증은 나쁜 자세에서 비롯된다. 갈비뼈와 척추, 골반을 이어주는 근육들은 방향이 비스듬하게 되어 있어 몸통을 회전시키는 역할을 한다. 이 근육들이 과도한 스트레스를 받으면 손상이 오거나 뭉쳐서 통증을 유발한다.

골프의 경우, 한쪽으로 스윙을 반복하면 척추와 골반이 틀어진다. 한쪽으로 기울어지고, 자주 사용하지 않는 근육들은 짧아진다. 시간이 지나면서 짧아진 근육들은 그대로 굳어버리게 되는데, 이를 유착이라 하며, 이로 인해 결리고 저리고 뻐근한 느낌이 나타난다.

또한, 충분한 스트레칭 없이 반복적인 스윙을 하면 갈비뼈에 피로가 쌓여 금이 가는 피로 골절이 생길 수 있다. 갈비뼈가 골절되면 심한 통증과 함께 숨 쉬는 것조차 불편해질 수 있다.

A   발바닥 통증은 아치가 무너져 내리고 있다는 신호다. 아치
가 내려앉으면 지면에 닿는 충격을 제대로 흡수하지 못해
조금만 걸어도 피곤해진다. 또한, 걸음걸이가 변하면서 발
목과 아킬레스건에 스트레스가 가해질 수 있다.

이로 인해 정강이가 서서히 안쪽으로 돌아가 모양이 변형
되고, 무릎 관절의 정렬 상태도 틀어져 통증을 유발한다.
무릎이 비틀리면 자연스럽게 골반도 틀어지고, 결국 허리
통증으로 이어진다. 이른바 '통증의 도미노'다.

발바닥 건강에 좋지 않은 습관 중 하나는 바닥이 딱딱한
슬리퍼나 밑창이 얇은 신발을 장시간 신는 것이다. 이는
지면의 충격과 압력을 고스란히 발바닥으로 전달한다. 특
히 발을 잡아주는 고정력도 떨어져 발이 자주 움직이게
되면서 발바닥에 무리를 주게 된다. 또한 굽이 낮은 신발
을 신을 때, 체중이 급격히 증가했을 때, 마라톤처럼 많이
뛰고 났을 때 발바닥 건강에 적신호가 뜬다. 특히 마라톤
중독자들은 '뛰기 전에는 아픈데, 막상 달리면 괜찮아진
다.'는 착각을 하는데, 병을 악화시키는 주범임을 명심해
야 한다.

따라서 바닥이 부드러운 신발을 선택하고, 굽 높이는 발이

가장 편한 3센티미터 정도가 적당하다.

Q05. 잠을 자다가 다리에 쥐가 나서 깜짝 놀라 깨는 경우가 여러 번 있어요. 종아리에서 쥐가 발생하는 이유는 무엇인가요?

A 쥐가 나는 것은 의학적으로는 '다리 근육 경련'이다. 종아리 뒤쪽 근육에서 가장 많이 생기고, 성인의 60퍼센트가 경험할 정도로 흔하다.

쥐가 발생하는 원인은 다양하다.

우선 과도한 근육 사용이 원인이 될 수 있다. 오랜 시간 서 있거나 과도하게 운동을 하면 근육이 긴장하거나 민감해져 경련이 생길 수 있다. 반대로 근육 사용이 너무 적어도 쥐가 날 수 있다.

근육의 피로 누적도 또 다른 원인이다. 근육에 쌓인 피로와 스트레스를 풀지 않고 방치하면, 신경의 이상 반사로 인해 경련이 발생할 수 있다.

이외에도 칼슘과 마그네슘 부족으로 인한 전해질 불균형, 원활하지 않은 혈액순환도 주요 원인으로 꼽힌다. 또한, 너무 높거나 낮은 굽의 편안하지 않은 신발을 신는 경우도 영향을 미칠 수 있다. 신발이 너무 작거나 크면 발을 지지하는 근육을 강제로 사용하게 되어 근육 피로를 증가시키기 때문이다.

수면 중에 쥐가 나는 경우, 원인은 자세 문제다. 장시간 누워 있으면 종아리 근육이 짧아지고 수축된 상태가 되는데, 제때 이완되지 않으면 경련이 발생할 수 있다. 쥐가 나면 스트레칭을 통해 근육을 이완해야 한다. 경련이 일어난 반대 방향으로 근육을 풀어주는 것이 효과적이다. 종아리에 쥐가 났으면 다리를 쭉 펴고 손으로 발가락을 잡고 발등 쪽으로 천천히 당겨 근육을 이완한다.

Q06. 옆으로 누워서 자고 나면 어깨통증이 더 심해져요. 오른쪽이 아프다가 멀쩡하던 왼쪽 어깨도 아픈 이유는 무엇인가요?

A 옆으로 자면 과도한 압력으로 인해 어깨 회전근 힘줄이 눌려 충격이 가해진다. 또한, 눌린 상태에서는 혈액순환이 원활하지 않아 통증이 더 심해질 수 있다.

어깨 관절이 틀어지면서 힘줄 손상이 가속화될 가능성도 있다. 같은 이유로, 소파 팔걸이를 베개 삼아 누워 TV를 시청하는 습관도 통증을 악화시키는 나쁜 자세다.

오른쪽에 이어 왼쪽 어깨까지 아픈 이유는 몸의 균형이 깨지기 때문이다. 새가 좌우 날개로 균형을 맞추며 나는 것처럼, 우리 몸도 좌우 균형이 중요하다.

어깨 통증은 많이 사용해서 생기는 경우가 대부분인데, 오른쪽이 아프면 무의식적으로 왼쪽을 더 많이 사용하게 되어 결국 통증으로 이어지는 경우가 많다.

Q07. 무릎 관절염을 앓고 있는데 추운 겨울이면 통증이 더 심해져요. 이유는 무엇일까요?

A 날씨가 춥거나 찬바람을 맞으면 관절 통증이 더 심해질 가능성이 높다. 관절 주변 근육이 긴장하고 뻣뻣해지면서 통증을 유발하기 때문이다. 무엇보다, 찬바람이 뼈와 뼈 사이 마찰을 줄여주는 윤활유 역할을 하는 관절액을 굳게 만드는 것이 가장 큰 원인이다.

특히 무릎 관절염 환자의 경우 찬바람이 직접 닿으면 주변 혈관이 수축되고, 무릎 내 압력이 높아져 통증뿐만 아니라 염증과 부종까지 악화될 수 있다.

찬바람은 척추 건강에도 영향을 미친다. 척추를 지지하는 근육과 인대 등이 뻣뻣해지고 수축되는데, 이럴 때 작은 충격에도 손상이 생겨 허리 통증으로 이어질 수 있다.

따라서 찬바람이나 추위로부터 몸을 보호하는 것이 중요

하다. 손난로를 활용하면 유용한데, 한기가 느껴지거나 통증이 있는 부위에 잠깐씩 대주면 혈관 확장과 혈액순환 개선에 도움이 된다.

만약 뻣뻣하게 굳은 관절을 그대로 두면 더 큰 통증으로 이어질 수 있다는 점을 유념해야 한다. 뼈, 관절, 근육, 인대가 골고루 이완될 수 있도록 스트레칭과 적절한 운동을 병행하는 것이 좋다.

가벼운 운동은 근육과 관절의 피로를 개선하고, 근력을 유지하며 혈액순환을 촉진하는 데 도움이 된다.

Q08. 중년에서 노년으로 넘어갈수록 낙상 사고가 많은데, 이유는 무엇인가요?

A   낙상 사고는 침실·화장실에서 미끄러지는 경우, 계단에서 넘어지는 경우, 등산 중 하산할 때 넘어지는 경우, 눈길 또는 빙판길에서 중심을 잃고 넘어지는 경우 등 다양한 상황에서 발생한다. 특히 노년층의 경우 집에서 다치는 경우가 많으며, 대부분 골절로 이어진다. 자주 다치는 부위는 손목, 골반, 고관절, 척추 등 네 부위다.

① 손목 골절

넘어질 때 반사적으로 바닥을 짚으면서 체중의 두 배에서 열 배까지 힘이 가해져 골절이 발생한다. 통증이 미미해 치료받지 않고 방치할 경우, 손목 관절염과 변형이 생길 수 있다. 또한, 넘어질 때 어깨 관절이 비틀리면서 어깨 연골이나 힘줄 손상이 동반될 가능성도 있다.

② 골반·대퇴골 골절

엉덩방아를 찧을 때 골반뼈나 대퇴골(허벅지뼈) 골절이 발생할 수 있다. 대퇴골 골절은 합병증 위험이 높아 대부분 수술이 필요하다. 골절 후 지방세포가 혈관을 타고 심장·폐·뇌의 작은 혈관을 막을 수 있기 때문이다.

③ 고관절(엉덩이 관절) 부상

고관절 부위의 부상은 혈관이 손상될 경우 대퇴골 괴사와 관절 연골 손상을 초래할 수 있다.

④ 척추 부상

낙상으로 척추를 다치면 단순한 골절이 아니라 신경, 혈관, 디스크(연골), 척추 관절, 척추 인대, 척추 근육 등 여러 조직이 동시에 손상될 가능성이 크다.

특히, 관절을 다치면 척추관절염을 유발할 수 있고, 협착증으로 발전하면 신경까지 손상될 수 있다. 인대 손상은 척추와 골반의 변형을 초래하며, 근육 손상은 척추를 휘게 하고 근력을 약화시켜 여러 가지 합병증과 후유증을 유발할 수 있다.

낙상의 주된 원인은 뼈가 약해져 있는 데다 근력은 물론 균형 감각도 떨어지기 때문이다. 낙상 예방을 위해서는 운동으로 체력을 키우는 것이 중요한데, 무엇보다 균형 감각이 중요하다. 하체가 약한 노년층의 경우 무릎과 엉덩이를 이용해 균형을 잡을 수 있도록 하는 운동이 좋은데 걷기가 대표적이다. 이와 함께 평상시 30~60초 동안 한 발로 서 있기, 벽이나 바닥에 대고 팔굽혀 펴기, 발뒤꿈치를 들었다 내렸다 하기 등을 꾸준히 하면 도움이 된다. 또한 하루 30분에서 한 시간 정도 실내 자전거 타기와 수영 등도 권장할 만한 운동이다.

Q09. 살이 찌고 나서부터 허리와 무릎 통증이 심해졌는데 연관이 있을까요?

A 연관성이 높다. 체중이 늘면 척추나 관절에 가해지는 압력이 높아진다. 체중이 1킬로그램 증가하면 척추는 약 5킬로그램의 하중을 받게 된다. 과체중은 허리에 부담을 가중시켜 디스크(추간판)에 가해지는 압력을 높일 뿐만 아니라 퇴행성으로도 이어질 가능성이 크다.

나영무의 통증회복력

또한, 무거운 체중을 장기간 지탱하면 디스크와 후관절에 지속적인 스트레스를 가해 손상을 초래할 수 있다. 특히, 배가 많이 나온 경우 척추와 주변 근육이 앞으로 쏠려 척추 전만증 위험이 증가하며, 신경이 압박을 받아 통증을 유발하기도 한다.

무릎도 마찬가지다. 체중이 1킬로그램 증가하면 무릎에는 3~5킬로그램의 부담이 가해져 퇴행성 변화를 앞당긴다. 과체중으로 인해 무릎이 받는 하중이 증가하면 연골이 빨리 마모되고 손상되면서 통증이 발생할 수 있다.

체중 감량만으로도 통증을 상당 부분 완화할 수 있다는 사실을 기억하자.

Q10. 근육통이 심할 때 응급 처치는 어떻게 하나요?

A 일상생활 속에서 근육통이 생기면 바로 풀어주는 것이 중요하다. 우선, 아픈 부위를 손가락으로 지그시 누르며 부드럽게 마사지한다. 마사지는 혈액순환을 촉진해 젖산과 노폐물 배출을 도와주며, 뭉친 근육을 풀어 통증을 완화하는 효과가 있다.

이어 근육통이 있는 부위에 냉각 스프레이를 뿌린 후 스트레칭을 하면 통증 완화에 도움이 된다. 단, 반동을 주면서 스트레칭하면 근육이나 힘줄이 손상될 수 있으므로 주의해야 한다.

그래도 통증이 지속되면 소염진통제나 근육이완제를 복용하면 도움이 된다. 만약 약이 위장 장애를 유발할 경우, 겔을 바르거나 파스를 붙이는 것도 방법이다. 또한, 운동이나 스포츠 활동 중 근육이 늘어나거나 찢어지는 손상을 입었을 경우에는 'RICE' 응급처치 원칙을 기억하면 좋다.

R(Rest, 휴식): 통증이 가라앉을 때까지 손상 부위를 자극하지 않고 안정을 취한다.

I(Ice, 냉찜질): 가능한 한 빨리 10~15분씩 하루 3~4회 얼음찜질을 하면 부종을 막고 통증을 줄이는 데 도움이 된다.

C(Compression, 압박): 탄력 있는 밴드나 붕대를 이용해 손상 부위를 압박하면 붓기를 억제하고 안정성을 높일 수 있다.

E(Elevation, 거상): 다친 부위를 심장보다 높이 올려 혈관 압력을 낮추고 부종을 줄이는 효과를 볼 수 있다.

Q11. 무릎에 물이 차면 빼내야 하나요?

A 무릎 관절 속의 주머니인 활액막은 무릎뼈의 마모와 충격을 줄이는 윤활유 역할을 하는 활액을 생성한다. 그런데 이 활액이 과다 분비되면 관절 내에 고여 무릎에 물이 차게 되고, 시큰거리는 통증과 함께 부어오르게 된다. 즉, 무릎에 물이 찬다는 것은 관절 건강에 이상이 생겼다는 신호다.

무릎에 물이 차는 원인은 다양하다.

무릎의 과다 사용은 물론 퇴행성 변화로 인해 관절연골 또는 반월연골판 조직이 주변을 자극해 물이 찰 수 있다. 또한 십자인대 파열이나 연골판 손상 같은 외상성 질환, 류마티스 관절염이나 통풍 같은 염증성 질환, 세균에 감염돼 생기는 화농성 관절염 등도 원인으로 작용한다.

무릎에 물이 차더라도 1~2개월 정도면 자연적으로 흡수돼 좋아지는 경우가 많기에 꼭 빼내야 하는 것은 아니다. 하지만 무릎 내부 압력을 줄이거나, 붓기와 통증이 지속돼 불편할 때는 빼는 것이 좋다. 일부에서 '물을 빼면 물이 더 찬다'는 말이 있지만 이는 사실이 아니다. 물이 오래 차 있다 보면 근력도 약해지고, 이차적인 감염 발생은 물론 기능도 많이 떨어진다. 그러나 이보다 더 중요한 것은 병원을 찾아 정확한 진단을 통해 원인이 되는 질환에 대한 치료를 적극적으로 받는 것이다. 물을 빼내도 근본적 원인이 해결되지 않으면 금세 다시 찰 수 있기 때문이다.

Q12. 허리 통증과 함께 엉치가 빠지는 것처럼 아파요. 특히 앉았다가 일어날 때 통증이 심한 이유는 무엇인가요?

A   엉치뼈는 허리뼈와 꼬리뼈 사이에 있다. 다른 말로 '환도'라고도 하는데, 엉덩이와 허벅지가 이어지는 부분을 뜻한다. 그래서 어르신들은 엉치 통증을 '환도가 선다'라고 표현하기도 한다.

엉치 통증의 원인은 다양하다. 장시간 다리를 꼬고 앉거나 양반다리 등 잘못된 자세로 인한 불균형, 엉덩이 주변의 근육과 인대에 문제가 생긴 경우, 고관절에 이상이 생긴 경우 등이 있다. 하지만 척추 질환에서 시작될 가능성이 높다. 허리에는 하반신으로 내려가는 신경이 연결돼 있기 때문이다.

먼저, 돌출된 디스크가 주변 신경을 누르게 되면 엉치뼈에도 전해져 통증을 유발할 수 있다. 또한, 신경이 지나가는 통로인 척추관이 좁아지는 협착증도 엉치 통증과 관련이 깊다. 협착증이 있으면 앉아 있을 때 신경 공간이 다소 넓어지지만, 서 있을 때에는 신경 공간이 좁아진다. 앉았다가 일어날 때 신경 공간이 좁아지면서 신경을 압박해 엉치가 빠지는 듯한 통증이 생길 수 있다.

또한, 오래 앉아 있으면 조직들이 눌려 있다가 일어설 때 늘어나면서 통증이 발생하기도 한다. 엉덩이 부분에는 이상근 등 작은 근육들이 네 겹으로 쌓여 있어 엉덩이 관절의 축을 지탱하는데, 엉덩이 바깥쪽의 큰 근육들이 피로하고 스트레스를 받으면 작은 근육들도 영향을 받아 뭉치고 두꺼워진다. 이런 경우 엉치 통증과 함께 허벅지 뒤쪽도 아플 수 있다.

Q13. 목 디스크와 허리 디스크도 관련이 있나요?

A   물론이다. 목 디스크와 허리 디스크는 연관성이 큰 질환이다. 목과 허리는 떨어져 있지만, 그 안을 들여다보면 척추라는 여러 마디의 뼈로 이어져 있기 때문이다. 척추 중에서도 가장 많이 움직이는 부위는 경추(목뼈)와 요추(허리뼈)로, 서로 영향을 받을 수밖에 없는 구조다.

가령, 목이 앞으로 튀어나온 거북목이 있는 경우, 어깨가 말리고 등이 굽으며 자연스러운 척추의 S라인이 일자형으로 변형된다. 이로 인해 척추 주변 근육과 인대에 악영향을 끼치면서 디스크 질환으로 발전할 가능성이 커진다.

반대로 허리 디스크가 생기면 잘못된 자세로 인해 목 디스크 위험도 증가할 수 있다. 그래서 목과 허리에 동시에 디스크가 발생하는 환자들도 적지 않다.

Q14. 햄스트링 부상을 당하고 일주일 정도 쉬니까 좀 나아졌어요. 하지만 가볍게 조깅을 했더니 통증이 다시 밀려와 이제는 가만히 있어도 통증이 심한데, 완치되려면 얼마나 걸리나요?

A   햄스트링은 허벅지 뒤쪽 근육으로, 엉덩이와 무릎을 이어주는 반건양근, 대퇴이두근, 반막양근 등 세 개의 근육으로 이루어져 있다. 햄스트링은 뛰거나 방향 전환이 많은 축구 선수들이 흔히 부상당하는 부위지만, 일반인도 달리기나 자전거 등의 운동 중 쉽게 다칠 수 있다.

무릎을 굽히고 펴는 과정에서 갑자기 강한 힘이 가해지면 햄스트링 손상이 발생할 수 있다. 하지만 대부분 근육 파열이 있어도 잘 인지하지 못한다.

실제로, 달리기 중 갑자기 통증이 올라오는 경우나 퍼렇게 멍이 드는 근육 타박상도 초음파 검사 시 파열이 확인되는 경우가 많다. 오랜만에 운동한 뒤 근육통이 심하게 나타나는 것도 근육 파열의 일종이다.

햄스트링이 심하게 파열되면 운동 중 '뚝' 하는 느낌과 함께 심한 통증이 나타나고, 붓는다. 특히, 찢어진 부위가 작은 경우 하루 이틀 정도 아프다 말기 때문에 가볍게 여기고 지나치는 경우가 많다. 그러나 이렇게 반복적으로 손상이 쌓이면 조금 파열되고 나은 후 그 부위가 또 다치고 하는 악순환이 반복되면서 흉이 진다. 흉이 진 근육은 점점 더 딱딱하고 뻣뻣해지며, 유연성과 탄력성이 없어지고, 근력은 물론 근지구력도 떨어진다.

이런 상태가 지속되면, 작은 힘이 가해져도 주변 근육이 또 찢어지게 된다. 결국 근육 파열이 점점 심해지고, 체력이 떨어지면서 조금만 움직여도 통증이 재발하게 된다. 따라서 근육의 작은 통증도 방심하지 말고 적절한 관리가 필요하다.

햄스트링 손상의 치료법으로는 충분한 휴식과 함께 물리치료, 도수치료, 충격파 치료, 주사 치료 등을 통해 상태를 호전시킬 수 있다. 다만 회복기간은 손상 정도에 따라 다르다.

근육이 단순히 늘어난 경우는 최소 2주, 근육이 부분 파열되었을 때는 수술 없이 4~8주, 근육의 완전 파열 및 인대 손상이 동반된 경우에는 6개월~1년의 재활이 필요하다.

무엇보다 근육 관리를 위해 평소에도 마사지를 해주는 것이 좋다. 운동 전후 뻣뻣함을 느끼면 손이나 폼롤러 등으로

문지르고 가벼운 체조를 통해 딱딱해진 근육을 풀어주고
난 뒤 스트레칭을 해주면 된다.

Q15. 목을 돌릴 때면 승모근에 통증을 느껴요. 자주 뭉
치는 느낌도 드는데 이유가 무엇인가요?

A 승모근은 후두부에서 시작해 경추와 흉추에 분포된 넓고
얇은 마름모 모양의 큰 근육으로, 어깨를 들어 올리거나 아
래로 내리는 역할을 한다.

승모근은 세 개의 근육으로 구성되는데, 일상에서 근육 뭉
침과 통증을 가장 흔하게 느끼는 부위는 후두부에서 경추
7번까지 이어진 상부 승모근이다.

이 부위가 잘 뭉치는 이유는 주로 나쁜 자세에서 비롯된다.
장시간 스마트폰을 보거나 컴퓨터 업무를 할 경우, 거북목
이 되면서 어깨와 등이 안으로 굽는 라운드 숄더로 변해간
다. 이때 목을 지탱하기 위해 근육을 과도하게 사용하게 되
고, 승모근에 긴장이 지속적으로 가해진다. 그 결과, 근육
피로와 손상이 발생하며, 딱딱하게 뭉치면서 통증을 유발
한다. 통증이 만성화되면 다양한 연관 통증과 함께 운동 제
한이 나타나는 근막통증증후군으로 이어질 수도 있다.

또한, 정신적 스트레스도 주요 원인 중 하나다. 스트레스는

몸을 지속적으로 긴장 상태에 놓이게 하고, 근육 이완을 방해하면서 통증으로 이어질 수 있다.

결국, 통증 예방을 위해서는 올바른 자세를 유지하고, 틈틈이 스트레칭을 통해 승모근을 풀어주는 것이 중요하다.

Q16. 피로골절의 원인은 무엇이고 '골절'과의 차이점은 무엇인가요?

A '골절'은 강한 외부 충격으로 인해 뼈에 금이 가거나 부러지는 상태를 의미한다. 반면, '피로골절(Stress fracture)'은 약한 충격이라도 반복적인 스트레스가 누적되면서 골조직이 마모되어 실금이 가는 상태를 뜻한다.

피로골절은 주로 정강이뼈와 발가락에서 자주 발생하며, 운동을 갑자기 많이 하거나 강한 강도로 할 때 흔히 나타난다.

정강이 피로골절은 정강이뼈 하단의 3분의 1 지점에서 많이 생긴다. 종아리 근육들이 피로하고 타이트해지면 근육에 붙어 있는 정강이뼈의 끝과 끝을 잡아당기게 되고, 뼈는 마치 활처럼 휘어지며 압박도 지속돼 서서히 금이 간다.

발가락 피로골절은 다섯 번째 발가락 중간뼈의 튀어나온 부분에서 잘 생긴다. 발가락을 움직이는 근육과 힘줄이 지속적으로 잡아당기면서 약한 부위에 멍이 들고 금이 가기 시작하는 것이다. 아울러 체중이 더해지면 금이 간 부분에 압박도 가해져 정도가 심해진다.

피로골절은 대략 3단계로 나누어진다.

초기에는 근육과 힘줄이 아프다. 이때에는 뛸 때 뻐근함을 느끼는데 쉬면 나아진다. 초기여서 근육만 풀어주면 금방 해결된다.

2단계는 뼈를 싸고 있는 막에 염증이 생기고 뼈에 서서히 멍이 든다. 통증이 지속되고 누르면 많이 아프며 살짝 붓기도 한다. 엑스레이를 찍어도 골절이 발견되지 않지만, MRI를 찍어야 확인할 수 있다. 이때에는 걷지 말고 약 4주간 쉬면서 체외 충격파 치료와 함께 근육을 풀어주는 치료를 받아야 한다.

3단계는 골절로, 엑스레이를 찍으면 확인할 수 있으며 회복에는 최소 2개월 이상이 소요된다. 이 기간 동안 발을 디디지 말아야 하며, 깁스를 해야 할 수도 있다. 또한, 충분한 휴식을 취하면서 재활 치료를 적극적으로 병행해야 한다.

피로골절은 마치 테이프를 여러 번 붙였다 떼면 접착력이 약해지는 것처럼, 한 번 손상되면 원래 상태로 회복되기 어려울 수 있다. 수술을 하더라도 뼈가 제대로 붙지 않는 경우가 있어 치료가 까다롭기 때문에 사전 예방과 초기 치료가 무엇보다 중요하다.

평소 발가락이나 정강이가 뻐근하거나 눌렸을 때 통증이 있다면 마사지와 스트레칭을 통해 관리하는 것이 필요하다. 발가락은 위아래로 부드럽게 스트레칭해 주고, 정강이는 앞무릎을 굽히고 뒷무릎을 곧게 펴서 종아리 뒤쪽 근육을 충분히 늘려주는 것이 도움이 된다.

Q17. 무릎 관절이 아플 때 어느 정도 걷는 것이 적당한가요?

A   가벼운 걷기는 관절염 환자에게 도움이 된다. 무릎 관절 주변의 근력을 강화시켜 증상 호전에 긍정적인 영향을 미치기 때문이다.

그러나 오래 걷는다고 무조건 좋은 것은 아니다. 오랜 시간 걷게 되면 관절에 가해지는 압력이 증가하여 오히려 통증이 악화될 수 있다. 따라서 걷는 시간은 무릎 관절의 상태와 근육의 강도에 맞춰 조절하는 것이 바람직하다.

걷기 전에는 준비운동과 스트레칭을 충분히 해 몸을 풀어주는 것이 가장 중요하다. 걷기의 효과를 극대화하려면 최소 30분에서 1시간 30분 사이의 운동이 적당하다.

만약 통증이 있어 30분이 부담된다면, 15분씩 나누어 걷는 것도 좋은 방법이다. 특히, 직접 걸어보며 통증이 발생하는 시간대를 체크한 후, 그 정도까지만 걷고 휴식을 취하면서 점진적으로 시간을 늘려가는 것이 이상적이다.

또한, 울퉁불퉁한 길보다는 평지를 걷는 것이 좋으며, 계단 오르내리기는 피하는 것이 바람직하다.

그러나 통증이 심할 경우 걷기를 일시적으로 중단하는 것이 필요하다. 이럴 때는 걷기 대신 관절에 부담이 적은 운동, 예를 들어 수영장 물속 걷기나 실내 자전거 타기 등으로 대체하는 것이 좋다.

무엇보다 적절한 운동을 통해 근육을 강화하고, 관절의 운동 범위를 유지하는 것이 가장 중요하다.

Q18. 골다공증은 어떻게 재활 운동을 해야 하나요?

A 골다공증 예방을 위해서는 균형 잡힌 식단을 통한 충분한 영양 공급은 물론 비타민 D와 칼슘을 섭취하는 것이 필요하다.

하지만 적절한 운동이 가장 훌륭한 처방전이다. 근력운동은 뼈를 튼튼하게 해줄 뿐 아니라 평형감각도 향상시켜 주기 때문이다. 근력 운동은 몸의 중심부인 코어를 먼저 강화한 뒤, 무릎과 발목까지 내려가는 방식으로 진행하는 것이 바람직하다.

코어는 척추, 복부, 골반을 포함하는 신체의 중심부로, 복횡근, 다열근, 골반 하부 근육, 횡격막 등 네 가지 주요 근육으로 구성된다.

복횡근은 배를 둘러싸고 있는 근육으로 내장을 보호하고 척추를 지탱하는 역할을 한다. 이 근육이 약해지면 배가 나오고 내장의 배열이 흐트러져 척추에 영향을 미쳐 통증을 유발할 수 있다. 다열근은 척추 뒤쪽에서 척추 마디를 지탱하는 근육으로, 몸통을 회전할 때 척추를 안정적으로 잡아주는 기능을 한다. 골반 하부 근육은 골반을 아래에서 받쳐 내장이 밑으로 내려가는 것을 방지하고, 요실금 및 변실금을 예방하는 역할을 한다. 횡격막은 폐와 복부 사이에 있는 근육으로, 호흡과 복압 유지에 중요한 역할을 한다.

골다공증 예방을 위한 코어 강화 운동은 아래와 같다.

드로우인 운동: 바닥에 누워 코로 숨을 깊게 들이마셔 배를 볼록하게 만든 후 입으로 내쉬며 복부를 오목하게 한다.

브릿지 익스텐션 운동: 바닥에 누워 무릎을 구부린 뒤 엉덩이를 수축시켜 골반을 정점까지 올렸다가 내려놓는다.

플랭크 운동: 팔꿈치를 어깨 바로 밑에 대고 손목은 팔꿈치와 일직선으로 놓은 자세에서 최대한 복부에 힘을 가

한다.

이외에도 누워서 다리 번갈아 올리기, 의자 짚고 다리 옆으로 들어올리기 운동 등도 추천한다. 이러한 근력운동과 함께 하루에 한 시간가량 햇볕을 쬐면서 가볍게 걷는 것이 도움이 된다.

Q19. **척추관 협착증인데 윗몸 일으키기를 해도 되나요?**
A 협착증은 허리를 뒤로 젖히면 신경 공간이 더욱 좁아져 다리 저림 증상이 발생할 수 있다. 협착증의 특징은 허리가 아닌 골반이나 엉덩이, 다리가 저리는 형태로 나타나기 때문에, 허리를 숙인 상태에서 운동하는 것이 바람직하다.
대표적인 운동으로 고양이 자세 운동이 있다. 이 운동은 고양이처럼 등과 허리를 둥글게 말아 척추관의 공간을 확보하고, 긴장된 주변 근육을 이완하는 데 도움을 준다.
윗몸 일으키기는 복근 강화에는 효과적이지만, 허리 근육 강화에는 도움이 되지 않는다. 오히려 척추관 내의 압력을 높여 척추 신경을 압박하고, 증상을 악화시킬 수 있다. 윗몸 일으키기 동작을 반복하면 신경 공간이 좁아졌다가 넓어지는 과정이 반복되면서 증상이 더 심해질 수 있어 피하는 것이 좋다.

대신, 무릎을 세우고 손을 허벅지 위에 올려놓은 후, 손이 무릎까지만 가도록 배의 힘으로 몸통을 살짝 들어 올리는 동작은 무리가 없다.

또한, 골프와 야구도 피해야 한다. 두 종목 모두 스윙을 크게 할 때 허리를 뒤로 젖히는 동작이 포함되므로, 신경 공간이 좁아져 척추 신경을 압박할 수 있다.

이와 함께 오랜 시간 걷는 것도 주의해야 한다. 운동을 위해 무리하게 많이 걷다 보면 좁아진 신경 공간이 신경을 압박해 다리 저림 증상이 악화될 수 있기 때문이다.

Q20. 허리 통증에 온천욕과 찜질방 등이 효과가 있나요?

A 온천욕과 찜질방은 혈액순환을 촉진하고, 뭉친 근육을 이완하는 데 효과가 있다. 따라서 단순한 근육통이라면 뜨거운 찜질이 통증 완화에 도움이 될 수 있다.

그러나 허리 디스크 환자의 경우에는 주의가 필요하다. 온천욕이나 뜨거운 찜질을 과도하게 하면 오히려 통증이 악화될 수 있기 때문이다.

뜨거운 물에 오랜 시간 몸을 담그고 있으면 허리와 골반 주위의 인대와 근육이 과도하게 이완되어 허리뼈가 틀어지고, 디스크가 밀려나 통증이 심해질 가능성이 있다.

따라서 온천욕과 찜질방을 이용할 때는 40도 이상의 고온을 피하고, 15~30분 정도로 시간을 제한하는 것이 바람직하다.

특히, 급성 요통 환자의 경우에는 뜨거운 찜질보다 냉찜질이 더 적절하다. 냉찜질은 혈관을 수축시켜 손상 부위의 염증과 부종을 줄이는 역할을 하기 때문이다.

Q21. 회전근개 파열인데 수영은 해도 되나요? 라켓 운동도 좋아하는데 배드민턴과 탁구는 어떤가요?

A 수영은 관절에 무리가 가지 않는 안전한 운동이지만, 회전근개 파열로 인해 통증이 있을 때는 하지 않아야 한다.

수영은 팔을 앞이나 위로 반복적으로 움직이는 동작이 많아 어깨 힘줄에 부담을 줄 수 있기 때문이다. 특히 접영의 경우 같은 동작을 반복하면서 많은 힘을 사용해야 하므로, 어깨 회전근 손상을 악화시킬 수 있다.

같은 맥락에서 테니스, 탁구, 골프, 배드민턴, 스쿼시 등 라켓이나 클럽을 사용하는 운동도 피하는 것이 바람직하다.

또한, 헬스장에서 벤치프레스는 어깨 힘줄에 손상을 줄 수 있어 삼가는 것이 좋다.

특히 야구처럼 팔을 던지는 동작이 포함된 운동은 반드시 피해야 한다. 야구공을 던질 때 코킹(팔이 뒤로 젖혀지는 상태) 동작에서는 힘줄끼리 충돌하면서 손상이 더 심해질 수 있고, 팔로우스루(팔이 앞으로 던져지는 상태) 동작에서는 어깨 뒤쪽 관절낭 조직이 늘어나 통증을 유발할 수 있기 때문이다. 대신, 가벼운 걷기나 트레킹, 계단 오르내리기 같은 운동을 하는 것이 좋다.

Q22. 고혈압이 있는데 척추관절염 진단을 받았어요. 어떻게 운동하는 것이 좋을까요?

A 척추에는 디스크가 있는 관절과 후관절(척추 뒤쪽 관절) 두 개의 관절이 있다. 척추관절염은 후관절에 염증이 생기는 질환으로, 허리를 과다하게 사용하거나 척추가 휘고 틀어져 있을 때 관절에 스트레스가 가해져 발생할 수 있다.

척추관절염이 있으면 허리를 뒤로 젖힐 때 뻐근한 느낌과 통증이 발생하는데, 이때 허리를 구부리는 운동이 도움이 된다. 걷기와 달리기 같은 운동이 적절하며, 수영도 도움이 되지만 접영이나 평영은 피하는 것이 좋다.

본격적인 운동을 시작하기 전에 척추 중심부 근육을 강화하는 운동을 먼저 한 후, 스트레칭을 통해 골반의 유연성을 확보하는 것이 중요하다. 이렇게 하면 부상을 줄이고 운동의 효율성을 높일 수 있다.

고혈압, 당뇨, 뇌졸중 등 대사성 증후군이 있는 경우에는 유산소 운동과 근력 운동을 병행하는 것이 효과적이다.

Q23. 무릎관절염인데 스쿼트 운동은 해도 되나요?

A 스쿼트는 무릎 관절 주변의 인대와 근육, 특히 허벅지 근육을 강화하는 데 좋은 운동이다. 허벅지가 튼튼하면 무릎에 가해지는 하중을 줄이고, 부상을 예방하는 효과가 있어 무릎 건강에 도움이 된다.

그러나 무릎 관절염이 있는 경우에는 스쿼트를 자제하는 것이 바람직하다. 무릎을 90도 이상 구부려 깊게 앉으면 무릎 관절에 가해지는 압력이 증가하여 추가 손상의 위험이 있기 때문이다. 다만, 관절염 초기라면 무릎을 30도 정도만 구부리는 '미니 스쿼트'는 가능하다.

무릎 관절염 환자에게 가장 해로운 운동은 달리기와 등산이다. 뛰거나 산을 오를 때 관절에 강한 압력이 가해지고, 뼈끼리 부딪히면서 관절에 큰 스트레스를 주기 때문이다.

또한, 자전거도 피하는 것이 좋다. 무릎이 45도 이상 구부러진 상태에서 체중이 실리면 관절에 압력이 증가해 연골

마모로 이어질 수 있다.

레그프레스(발판을 밀어내는 기구 운동)도 주의해야 한다. 무릎을 과도하게 굽히는 데다 운동 기구의 무게까지 더해져 무릎에 부담을 주기 때문이다.

대신, 무릎에 체중을 많이 싣지 않으면서도 근육을 수축시킬 수 있는 운동이 바람직하다. 실내 자전거 타기, 팔굽혀펴기, 물속 걷기, 요가 등이 추천할 만한 운동이다.

Q24. '인대' 파열과 '힘줄' 파열은 같은 것인가요?

A   인대와 힘줄은 같은 듯 다르다. 연결하는 부위와 구조, 역할 등에서 차이가 있어서다.

인대는 뼈와 뼈를 연결하는 섬유조직으로 관절을 잡아주는 역할, 힘줄은 뼈와 근육을 연결하는 결합조직으로 관절을 잘 움직이도록 하는 역할이다.

두 조직 모두 혈관이 적어 한 번 손상되면 회복이 더디다. 통증이 사라졌다고 해서 완전히 회복된 것은 아니며, 미세한 손상이 남아 있거나 손상 기간 동안 움직이지 않아 근육이 약해져 있기 때문에 과도하게 사용할 경우 재발 위험이 높다.

또한, 나이가 들수록 인대와 힘줄은 퇴행성 변화를 겪으며 통증을 유발할 수 있다.

인대는 발목인대나 전방십자인대 손상, 힘줄은 어깨힘줄인 회전근개, 아킬레스건, 손목힘줄의 손상이 많은 편이다. 인대와 힘줄이 손상되면 테이핑이나 보호대, 그리고 충격파 치료와 조직재생주사치료와 함께 버티는 근력 운동으로 꾸준히 관리를 해줘야 한다.

Q25. 손가락 마디가 붓고 통증이 있는데, 무엇 때문인지 요?

A   손가락 마디는 관절이므로, 무릎 관절염처럼 손가락에도 관절염이 생길 수 있다. 그러나 손가락 관절염은 흔하지 않으며, 대부분 활액막염일 가능성이 높다.

활액막염은 관절을 싸고 있는 막에 염증이 생겨 두꺼워지는 질환이다. 많은 사람들이 이를 자가면역질환인 류마티스 관절염과 혼동하는 경우가 많다. 류마티스 관절염은 손가락의 중간 마디가 퉁퉁 붓고 모양이 틀어지는 것에 반해 과사용과 퇴행성으로 오는 활액막염의 경우는 손가락 끝 마디에 잘 생긴다. 평소 손가락 마디를 부드럽게 마사지 해주면 좋고, 손가락 근력운동과 힘줄 강화 운동을 해주면 통증완화에 도움이 된다.

나영무의 통증회복력

© 나영무

초판 1쇄 인쇄 2025년 4월 15일
초판 1쇄 발행 2025년 4월 30일

지은이 나영무
펴낸이 박지혜

기획·편집 박지혜
디자인 박선향
제작 제이오

펴낸곳 (주)멀리깊이
출판등록 2020년 6월 1일 제406-2020-000057호
주소 10881 경기도 파주시 회동길 37-20, 2층
전자우편 murly@murlybooks.co.kr
편집 070-4234-3241 팩스 031-935-0601
인스타그램 @murly_books

ISBN 979-11-91439-64-9 03510